T0205795

Forschungsreihe der FH Münster

Die Fachhochschule Münster zeichnet jährlich hervorragende Abschlussarbeiten aus allen Fachbereichen der Hochschule aus. Unter dem Dach der vier Säulen Ingenieurwesen, Soziales, Gestaltung und Wirtschaft bietet die Fachhochschule Münster eine enorme Breite an fachspezifischen Arbeitsgebieten. Die in der Reihe publizierten Masterarbeiten bilden dabei die umfassende, thematische Vielfalt sowie die Expertise der Nachwuchswissenschaftler dieses Hochschulstandortes ab.

Weitere Bände in der Reihe http://www.springer.com/series/13854

Karina Sensen

Ethik in der Krankenpflegeausbildung vermitteln

Didaktik und Methodik für Lehrende an Krankenpflegeschulen

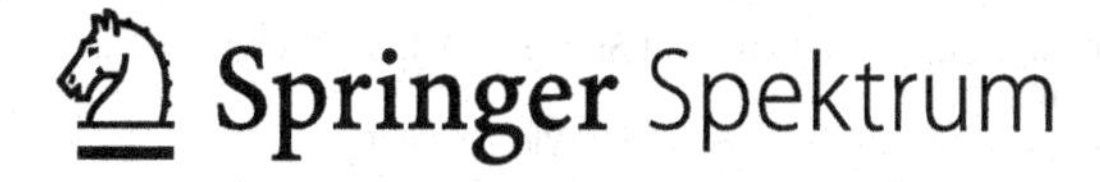

Karina Sensen
Kranken- und Kinderkrankenpflegeschule
Universitätsklinik Münster
Münster, Deutschland

Forschungsreihe der FH Münster
ISBN 978-3-658-22188-1 ISBN 978-3-658-22189-8 (eBook)
https://doi.org/10.1007/978-3-658-22189-8

Die Deutsche Nationalbibliothek verzeichnet diese Publikation in der Deutschen Nationalbibliografie; detaillierte bibliografische Daten sind im Internet über http://dnb.d-nb.de abrufbar.

Springer Spektrum

Gedruckt auf säurefreiem und chlorfrei gebleichtem Papier

Springer Spektrum ist ein Imprint der eingetragenen Gesellschaft Springer Fachmedien Wiesbaden GmbH und ist ein Teil von Springer Nature
Die Anschrift der Gesellschaft ist: Abraham-Lincoln-Str. 46, 65189 Wiesbaden, Germany

Inhaltsverzeichnis

Abbildungs- und Tabellenverzeichnis

Abkürzungsverzeichnis

Abkürzung	Bedeutung
AEM	Akademie für Ethik in der Medizin
BÄK	Bundesärztekammer
BMG	Bundesministerium für Gesundheit
BMFSFJ	Bundesministerium für Familie, Senioren, Frauen und Jugend
BZgA	Bundeszentrale für gesundheitliche Aufklärung
DBfK	Deutscher Berufsverband für Pflegeberufe
ICN	International Council of Nurses
KEK	Klinisches Ethikkomitee
KMK	Kultusministerkonferenz
KrPflAPrV	Ausbildungs- und Prüfungsverordnung für die Berufe in der Krankenpflege
KrPflG	Krankenpflegegesetz
NRW	Nordrhein-Westfalen
PflBRefG	Pflegeberufereformgesetz
PID	Präimplantationsdiagnostik
PND	Pränataldiagnostik
POL	Problemorientiertes Lernen
SSW	Schwangerschaftswoche
StGB	Strafgesetzbuch
TZI	Themenzentrierte Interaktion

1 Einleitung

Ethik ist ein aktuelles Thema, das die Menschen beschäftigt. Laut Friesacher ist dies dem Umstand geschuldet, dass Ethik Fragen des Menschseins und des Umgangs mit menschlichem Leben aufgreift (2010, S. 79). Dies ist sowohl für die Gesellschaft insgesamt als auch im Besonderen für die Berufe relevant, die sich dem menschlichen Leben verpflichtet fühlen, z.B. die Pflege und die Medizin (Friesacher, 2010, S. 79). Ethik ist nicht nur gesellschaftlich ein weitverbreitetes Thema, sondern findet insbesondere im Bereich der Pflege und der Pflegebildung eine immer größere Beachtung. Pflegekräfte werden in ihrem beruflichen Alltag regelmäßig mit einer Vielzahl ethischer Problemen konfrontiert. Darauf müssen sie durch die Bereitstellung von Reflexions- und Entscheidungshilfen bereits in der Ausbildung ausreichend vorbereitet werden (Schewior-Popp, 2014, S. 41).

Die Vermittlung eben dieser ethischen Inhalte stellt Lehrende an Krankenpflegeschulen immer wieder vor Herausforderungen, da mitunter Inhalte thematisiert werden, die wenig Bezug auf den Berufsalltag der Auszubildenden nehmen. Schröck beschreibt bereits 1995, Ethikunterricht in der Pflegeausbildung werde oftmals vom „Leben und Tod-Mythos" und dem „Mythos des Hippokrates" beherrscht (Schröck, 1995, S. 318-319). Sie führt aus, dass sich der Unterricht im Fach Ethik hauptsächlich darauf beschränke, medizinische Themen zu beleuchten, nicht aber die Alltagserfahrungen der Pflegenden in den Mittelpunkt der Betrachtung stelle (1995, S. 318). Dies bestätigt auch eine 2015 durchgeführte Studie, die sich mit der ethischen Reflexion von Pflegenden im Akutbereich beschäftigt (Barandun Schäfer, Ulrich, Meyer-Zehnder & Frei, 2015, S. 321). Ethische Fragen aus dem pflegerischen Bereich werden laut der Studie nur niederschwellig und in unsystematischen Gesprächen von Pflegenden thematisiert. Sie erhalten bisher aber kaum Eingang in systematische Bearbeitungen wie ethische Fallbesprechungen oder Ethikkonsile. Pflegende nehmen ethische Fragen aus ihrem eigenen Bereich oftmals nicht so wichtig oder u.U. gar nicht als solche wahr (Barandun Schäfer el al., 2015, S. 323). Sich gegen den Widerstand eines Patienten durchzusetzen, wird von ihnen nicht als ethisches Dilemma, sondern als fachliche Aufgabe angesehen (Barandun Schäfer et al., 2015, S. 324). Hieran knüpft die vorliegende Arbeit an und thematisiert, wie ethische Inhalte in der Pflegeausbildung vermittelt werden können, damit Lernende Ethik nicht als abstraktes Thema mit wenig Bezug zu ihrer eigenen Tätigkeit wahrnehmen, sondern als Kern ihrer jeweiligen Entscheidung.

K. Sensen, *Ethik in der Krankenpflegeausbildung vermitteln*, Forschungsreihe der FH Münster, https://doi.org/10.1007/978-3-658-22189-8_1

Diese Arbeit richtet sich an Lehrende, die in der Gesundheits- und Krankenpflegeausbildung tätig sind. Hierunter werden neben angestellten Berufspädagogen an Krankenpflegeschulen auch externe Dozenten gefasst, die das Gebiet der Ethik in der Gesundheits- und Krankenpflegeausbildung unterrichten. Da sich die ethischen Probleme in den speziellen Tätigkeitsbereichen der Gesundheits- und Kinderkrankenpflege sowie der Altenpflege von denen der Gesundheits- und Krankenpflege teilweise unterscheiden, wird empfohlen, in diesen Ausbildungsgängen z.T. andere Schwerpunkte zu setzen (u.a. Rabe, 2009, S. 262; Schnell & Seidlein, 2016, S. 229). Aus diesem Grund richtet sich die vorliegende Arbeit vorrangig an Lehrende, die im Bereich der Gesundheits- und Krankenpflegeausbildung unterrichten.

Die Autorin entscheidet sich dafür, ein praxisnahes Thema in ihrer Masterthesis aufzugreifen und zu bearbeiten. Die Auseinandersetzung mit der unterrichtlichen Gestaltung dieses Themas stellt für sie eine Vorbereitung auf ihre zukünftige Lehrtätigkeit an einer Krankenpflegeschule dar. Bereits während des Studiums hat das Gebiet der Ethik ihr Interesse geweckt und stellt aufgrund seiner Komplexität eine spannende Herausforderung dar. Diese Komplexität gilt es für die Lernenden zu vermitteln, damit sie den Einfluss der Ethik auf ihr berufliches Handeln erkennen und dieses im Weiteren danach ausrichten.

Im nächsten Punkt wird zunächst das Ziel der Arbeit vorgestellt. Daran anknüpfend wird ein kurzer Überblick über ausgewählte Inhalte aus dem Bereich der Ethik als Wissenschaft gegeben, und es werden zentrale Elemente zur Orientierung des Lesers definiert. Im Anschluss werden ethische Inhalte in der Gesundheits- und Krankenpflege dargestellt, die im Rahmen der Ausbildung thematisiert werden. Es schließt sich eine Übersicht über die Rahmenbedingungen des Ethikunterrichts an, in dem die Ziele dessen dargestellt und beschrieben werden, der Begriff der ethischen Kompetenz erläutert wird und der Bezug zum Lernfeldkonzept und den curricularen Bedingungen aufgeführt werden. Die didaktische Legitimation dieser Arbeit erfolgt anhand der Interaktionistischen Pflegedidaktik nach Ingrid Darmann-Finck, die in Punkt sechs der Arbeit beschrieben wird. Eine zentrale Methode, die gleichzeitig als didaktisches Prinzip in der Vermittlung ethischer Inhalte gesehen werden kann, stellt die Fallorientierung dar. Sie wird im siebten Kapitel näher betrachtet. Für die Verteilung der ethischen Sequenzen in der Ausbildung und ihre didaktische Aufbereitung wird zudem auf das didaktische Konzept „Ethik unterrichten“ von Marianne Rabe Bezug genommen, das in Punkt 8 aufgeführt und erläutert wird. Es folgen die Bedingungsebene sowie die rechtlichen Bedingungen, die es zur Vermittlung ethischer Inhalte in der Gesundheits- und Krankenpflegeausbildung zu beachten gilt. In Kapitel 11 werden die entwickelten Materialien für die Vermittlung ethischer Inhalte im Unterricht vorgestellt. Zunächst wird die Verteilung der ethischen Sequenzen im Rahmen der Ausbildung aufgeführt und erläutert. Im Anschluss daran werden aus den insgesamt elf ethischen Sequenzen exemplarisch drei Lernsequenzen herausgearbeitet und dargestellt. Eine abschließende Zusammenfassung und Reflexion der Arbeit finden sich im Fazit.

Die Begriffe der Lernenden, Auszubildenden und Schüler werden in dieser Arbeit synonym verwendet und richten sich u.a. nach dem Sprachgebrauch der zitierten Quellen. Auch wenn aufgrund der besseren Lesbarkeit in dieser Arbeit primär die maskuline Form verwendet wird, ist selbstverständlich, dass hierbei Frauen und Männer in derselben Weise berücksichtigt werden.

2 Ziel der Arbeit

Ziel dieser Arbeit ist es, darzustellen, wie der Unterricht im Bereich Ethik an Gesundheits- und Krankenpflegeschulen konzipiert und durchgeführt werden kann, damit es von den Lernenden als relevanteres Thema mit engen Bezügen zur pflegerischen Tätigkeit wahrgenommen wird als aktuell. Denn die Sensibilisierung für ethische Konflikte ist die Grundvoraussetzung dafür, das eigene Handeln an ethischen Grundlagen zu orientieren. Entscheidend ist, dass die Reflexion ethischer Konflikte bereits in der Ausbildung eingeübt und gefestigt wird, um die Lernenden auf ihre spätere praktische Tätigkeit vorzubereiten und in ethischen Konfliktsituationen handlungsfähig zu machen.

Ethik wird von Auszubildenden teilweise als überflüssig empfunden, da es sich nicht um ein spezifisches fachliches Thema wie z.B. die pflegerische Versorgung eines Patienten im Schock handelt. Darüber beschwert sich auch eine Auszubildende der Krankenpflege in einem anonym verfassten Artikel und fordert mehr Fachlichkeit in der Ausbildung (So mancher Schultag erinnert an einen Kaffeeklatsch, 01.04.2017). Offenkundig wird im Ethikunterricht nicht immer deutlich, welche Ziele dieser in der Ausbildung verfolgt und warum Ethik für Pflegekräfte von Bedeutung sein sollte.

Das Ziel dieser Arbeit ist es somit, Unterrichtssequenzen zu entwickeln, die den Auszubildenden die Relevanz ethischer Inhalte für die eigene Tätigkeit vor Augen führen und ihnen Ethik als praxisnahes Thema vermittelt. Die Einheiten sollen dazu beitragen, ethische Konflikte im Berufsalltag zu erkennen, zu reflektieren und selbst eine Lösung initiieren zu können. Ein besonderes Augenmerk liegt darauf, die Auszubildenden zur Reflexion des eigenen Handelns unter ethischen Gesichtspunkten anzuregen und dementsprechend das Handeln nach diesen Gesichtspunkten auszurichten. Des Weiteren sollen die Lernenden am Ende der Ausbildung in der Lage sein, sich in einen ethischen Entscheidungsprozess einzubringen und ihn zu begleiten.

Um diese Ziele zu erreichen, stellt die vorliegende Arbeit einen didaktischen und methodischen Rahmen vor, mit dem die Vermittlung ethischer Inhalte in der Gesundheits- und Krankenpflegeausbildung gelingen kann. Angesichts der spiralförmig aufgebauten Verteilung ethischer Sequenzen in der Ausbildung werden zunächst Grundbegriffe und ethische Prinzipien erläutert und Bezüge zur pflegerischen Tätigkeit aufgeführt. Davon ausgehend werden ethische Dilemmasituationen mit verschiedenen Schwerpunkten bearbeitet

K. Sensen, *Ethik in der Krankenpflegeausbildung vermitteln*, Forschungsreihe der FH Münster, https://doi.org/10.1007/978-3-658-22189-8_2

und analysiert. In diesen Sequenzen soll veranschaulicht werden, dass es in ethischen Konflikten nicht ausschließlich darum geht, eine Lösung herbeizuführen, sondern Ethik auch das Ziel verfolgt, Denken anzuregen und vorherrschende Positionen kritisch zu hinterfragen.

3 Ausgewählte Inhalte

An dieser Stelle wird eine kurze Übersicht über das Gebiet der Ethik gegeben und wichtige Begriffe werden erläutert. Neben verschiedenen Definitionen zum Bereich der Ethik und der Abgrenzung zur Moral werden die Begriffe der Werte und Normen aufgeführt. Im Anschluss werden ethische Prinzipien und die Care-Ethik vorgestellt. Diese Inhalte werden in Teilen durch die Ausbildungsrichtlinie Nordrhein-Westfalen (NRW) gefordert und finden sich zu einem späteren Zeitpunkt in den entwickelten Materialien wieder.

3.1 Begriffsdefinition Ethik

Das Wort Ethik leitet sich ursprünglich aus dem griechischen Wort ethos ab (Pieper, 2007, S. 25). Für ethos gibt es zwei Übersetzungen. Eine Bedeutung beschreibt ethos als Gewohnheit, Sitte, Brauch. Demzufolge handelt derjenige ethisch, der durch Erziehung daran gewöhnt worden ist, sein Handeln an dem was Sitte ist auszurichten, vorausgesetzt er befolgt dabei die Normen des allgemein anerkannten `Moralkodex` (Pieper, 2007, S. 25-26). Im engeren Sinne handelt jedoch derjenige ethisch, „der den überlieferten Handlungsregeln und Wertmaßstäben nicht fraglos folgt, sondern es sich zur Gewohnheit macht, aus Einsicht und Überlegung das jeweils erforderliche Gute zu tun." (Pieper, 2007 S. 26). Dies fördert den Charakter und verfestigt sich somit zu einer Grundhaltung der Tugend (Pieper, 2007, S. 26).

Laut Pieper (2007, S. 11-12) beschäftigt sich die Ethik mit den menschlichen Handlungen. Sie ist jedoch keine Handlungstheorie, sondern es geht ihr vorwiegend um die moralischen Handlungen des Menschen. Für sie ist der entscheidende Moment, was eine Handlung zu einer **guten** Handlung macht. In diesem Zusammenhang befasst sich die Ethik mit Begriffen wie Moral, Glück, Sollen, Pflicht und das Gute. Die Grundvoraussetzung, auf der jede Ethik aufbaut, ist der gute Wille (Pieper, 2007, S. 13). Darunter ist die Bereitschaft zu verstehen, sich als Mensch nicht nur auf Argumente einzulassen, sondern sie dementsprechend auch zum Gegenstand des eigenen Handelns werden zu lassen und in jeder Einzelhandlung umzusetzen (Pieper, 2007, S. 13).

Als praktische Disziplin besteht Ethik aus der Reflexion moralischer Überzeugungen und befasst sich insbesondere mit der rationalen Begründung dieser Überzeugungen (Simon & Neitzke, 2010, S. 27). Wenn es hinsichtlich einer Entscheidung unterschiedliche Ansichten gibt, stellt Ethik die Technik

K. Sensen, *Ethik in der Krankenpflegeausbildung vermitteln*, Forschungsreihe der FH Münster, https://doi.org/10.1007/978-3-658-22189-8_3

dar, die zu einer rationalen und einvernehmlichen Lösung des Konflikts beiträgt (Simon & Neitzke, 2010, S. 27). Die Ethik als philosophische Disziplin vermag laut Friedmann (2014, S. 502) keine eindeutigen Lösungen liefern. Sie kann keine Antwort mit Wahrheitsanspruch geben, aber sie kann Argumente und Gründe liefern, durch die eine Situation aus verschiedenen Blickwinkeln beleuchtet werden kann. Dadurch können vorherrschende Denkmuster hinterfragt und neue Handlungsoptionen zu Tage gefördert werden. Das Distanznehmen und Distanzwahren gegenüber der Praxis kann als Wesen der ethischen Reflexion gesehen werden (Rehbock, 2005, S. 211).

Körtner (2012, S. 25) sieht die Ethik als selbstreflexive Theorie der Moral an, die eine wissenschaftliche Disziplin der Philosophie und der Theologie darstellt. Als diese untersucht sie ihm zufolge sittliche Normen und Prinzipien menschlichen Handelns und entwickelt Methoden zur moralischen Urteilsbildung (2012, S. 25). Die theologische Ethik bezieht sich hierbei auf das gelebte Ethos einer bestimmten Religion, während sich die philosophische Ethik keinem weltanschaulichen und religiösem Standpunkt verpflichtet fühlt (2012, S. 16).

Kurz und knapp lässt es sich mit Pieper ausdrücken: „Die *Ethik* als Disziplin der Philosophie versteht sich als *Wissenschaft vom moralischen Handeln.*" (Pieper, 2007, S.17, Hervorhebungen im Original). Diese Aussage dient als Grundlage der vorliegenden Arbeit. Ethik wird als eine Disziplin der Philosophie gesehen, die das Ziel verfolgt, moralische Handlungen zu reflektieren und zu hinterfragen. Um dies genauer zu konturieren wird der Unterschied zwischen den Begriffen Ethik und Moral im Folgenden dargestellt. Im Anschluss werden die Begriffe der Normen und Werte dargelegt.

3.2 Ethik und Moral

Moral leitet sich vom lateinischen Wort mos ab. Dies ist eine Übersetzung der beiden griechischen ethos-Begriffe und bedeutet dementsprechend sowohl Sitte als auch Charakter (Pieper, 2007, S. 26). Moralität ist vorerst jene Qualität, „die es erlaubt, eine Handlung als eine moralische, als eine sittlich gute Handlung zu bezeichnen" (Pieper, 2007, S. 17). In der Moral werden allgemein verbindliche Handlungsmuster zusammengefasst, die durch eine Gemeinschaft hervorgegangen sind und denen normative Geltung zugesprochen wird (Pieper, 2007, S. 26). Hiemetzberger (2013a, S. 19) versteht unter Moral „gelebte Werte und Normen, die eine Gemeinschaft für sich als verbindlich anerkennt. Sie bleibt meist unreflektiert."

Im Folgenden werden verschiedene Sichtweisen dargestellt, die in der Literatur zum Verhältnis von Ethik und Moral zu finden sind.

Die Unterscheidung von Ethik und Moral besteht laut Rabe darin, dass unter der Moral faktisch vorhandene, jedoch oft unreflektierte und ungeschriebene Normen und Werte zu verstehen sind, die das tägliche Handeln beeinflussen. Ethik hingegen beschäftigt sich mit der systematischen Reflexion dieser Regeln und Normen (Rabe, 2009, S. 61). Sauer & May (2011, S. 9) stellen das Verhältnis von Ethik und Moral ähnlich dar. Sie definieren Ethik als „die theoretische Beschäftigung mit dem Phänomen der Moral." Neben der Reflexion der Moral, ist die Ethik zudem eine philosophische oder auch theologische Disziplin. Unter Moral verstehen Sauer & May „den richtigen oder falschen Umgang mit anderen Menschen." (2011, S. 9). Die Moral betrifft z.B. Normen, Haltungen und Werte eines Menschen (Sauer & May, 2011, S. 9). Ähnlich beschreibt es Düwell. Ihm zufolge wird im Allgemeinen zwischen der Moral als *Gegenstandsbereich* und der Ethik als *Reflexionsebene* unterschieden (2008, S. 32, Hervorhebungen im Original). Bei der Moral werden in erster Linie Handlungen als gut oder schlecht bewertet. Handlungen sind laut Düwell zielgerichtet wobei Handelnde zumindest die Möglichkeit hatte etwas Anderes zu tun. In der Ethik geht es wiederum darum, *„die Berechtigungen von moralischen Aussagen und moralischen Forderungen zu prüfen"* (Düwell, 2008, S. 34, Hervorhebungen im Original).

Ein weiteres Beispiel zum Verhältnis von Ethik und Moral bietet Pieper (2007, S. 29): „Indem der Ethiker Ethik betreibt, handelt er nicht moralisch, sondern reflektiert aus theoretischer Perspektive über das Moralische und damit aus der kritischen Distanz der des Wissenschaftlers." Ethik bietet nicht zwingend eine Handlungsanweisung, sondern versucht zur Klärung einer Situation beizutragen (Hiemetzberger, 2013a, S. 27). Hier wird besonders auf die Ethik als wissenschaftliche Disziplin hingedeutet. Es braucht eine gewisse Distanz, um die Moral als Gegenstand zu reflektieren. Ethik handelt auf der Metaebene zur Moral. Sie fragt nach den Kriterien, die zur Beurteilung einer moralischen Handlung führen oder nach dem Moralprinzip (Pieper, 2007, S. 28-29).

Großklaus-Seidel (2002, S. 107, Hervorhebungen im Original) beschreibt das Verhältnis von Ethik und Moral im pflegerischen Alltag folgendermaßen: „Indem Pflegende Ethik betreiben, **handeln** sie nicht moralisch, sondern **reflektieren** über das Moralische mit den Begriffen und Argumentationsmöglichkeiten einer wissenschaftlichen Disziplin – und dies aus einer kritischen Distanz." Diese Aussage knüpft an Pieper an, die auf die Bedeutsamkeit der

Distanz hindeutet und die Ethik als Wissenschaft entgegen der Moral hervorhebt.

3.3 Werte und Normen

Werte und Normen bilden laut Hiemetzberger, (2013a, S. 19) einen Orientierungsrahmen für moralisches Handeln einer Person und gehören zum Traditionsbestand einer Gesellschaft (Körtner, 2012, S. 13). Pieper beschreibt das Verhältnis von Moral, Normen und Werten folgendermaßen: „Eine *Moral* ist der Inbegriff jener Normen und Werte, die durch gemeinsame Anerkennung als verbindlich gesetzt worden sind und in Form von Geboten [...] oder Verboten [...] an die Gemeinschaft der Handelnden appellieren:" (Pieper, 2007, S. 32; Hervorhebungen im Original). Normen und Werte stehen in einem engen Zusammenhang, denn zu jeder Gebotsnorm gibt es einen Wert der verwirklicht wird und umgekehrt kann man jedem Wert eine Norm als Handlungsregel zu Grunde legen (Pfeifer, 2013, S. 35). Die Begrifflichkeiten der Normen und Werte werden an dieser Stelle kurz skizziert.

Werte

Unter einem Wert wird ein wünschenswerter Maßstab für eine Qualität verstanden (Hiemetzberger, 2013a, S. 19). Werte bestimmen als Motive und Ziele unser moralisches Handeln. Dabei handelt es sich um Handlungsziele, Sinndeutungen oder Lebensinhalte, die für gut und erstrebenswert erachtet werden (Hiemetzberger, 2013a, S. 20). Werte werden von Menschen in unterschiedlichem Maße geschätzt bzw. erstrebt (Pfeifer, 2013, S. 35). Sie werden von Menschen gesetzt und variieren von Land zu Land und von Kultur zu Kultur. Ihr Inhalt ändert sich im Verlauf von politischer, sozioökonomischer oder kultureller Entwicklung entsprechend dem veränderten menschlichen Selbstverständnis (Hiemetzberger, 2013a, S. 20). Für jeden Menschen ergeben sich Werte aus seiner persönlichen Lebensgeschichte, Erziehung oder Zugehörigkeit zu einer kulturellen Gruppe (Hiemetzberger, 2013a, S. 22). Durch Selbstreflexion wird das Bewusstsein für die eigenen Werte und die Werte einer Profession geschärft. Dies ermöglicht einen kompetenten Umgang in der interdisziplinären Zusammenarbeit im klinischen Setting (Hiemetzberger, 2013a, S. 22).

Normen

Normen können als festgelegte Form der Wertrealisierung verstanden werden und haben einen vorschreibenden Charakter (Hiemetzberger, 2013a, S. 23). Sie schützen die ihnen zugrundeliegenden Werte (Hiemetzberger, 2013a, S. 23). „Normen legen bestimmte Handlungsanweisungen fest, die sich aus anerkannten vorgegebenen Werten der Gesellschaft ergeben" (Hiemetzberger, 2013a, S. 24). Bereits im Kindesalter werden moralische Normen erklärt, z.B. warum einem Menschen in Not geholfen werden soll, auch wenn man selbst keinen Vorteil davon hat (Rehbock, 2005, S. 211-212). Diese Normen orientieren sich gewöhnlich mit großer Selbstverständlichkeit an moralischen Urteilen, ohne dass dies immer bewusst empfunden wird. Sie gehen laut Rehbock gewissermaßen in Fleisch und Blut über und man empfindet ein schlechtes Gewissen, wenn nicht danach gehandelt wird (2005, S. 212). Diese Normen sind jedoch auch erschütterbar und etwas, das lange Zeit für gut befunden wurde, wird zu einem späteren Zeitpunkt in Frage gestellt und für moralisch falsch empfunden (z.B. Sklaverei) (Rehbock, 2005, S. 212). Die Anwendung, Überprüfung und Weiterentwicklung moralischer Normen stellen kontinuierliche Themen der Ethik dar (Hiemetzberger, 2013b, S. 21). Moralische Autonomie besteht darin, sich nur an solchen Regeln und Normen zu orientieren, die auch für richtig erachtet werden (Rehbock, 2005, S. 211).

Die Pflege orientiert sich an festgelegten Handlungsnormen, z.B. in Form von Kodizes, die als erstrebenswert für den Pflegeberuf erachtet werden (Hiemetzberger, 2013b, S. 21).

3.4 Ethische Prinzipien und Ausrichtungen

Zu Anfang werden an dieser Stelle die ethischen Prinzipien vorgestellt, die auch im klinischen Setting von Bedeutung sind. Im Anschluss wird der Ansatz der Care-Ethik und seine Relevanz für die Pflege kurz skizziert. Eine differenzierte Übersicht über die verschiedenen Ausrichtungen und Formen der Ethik erfolgt an dieser Stelle nicht, da sie für die Ausbildung in der Gesundheits- und Krankenpflegeausbildung und die vorliegende Arbeit nicht handlungsleitend sind. Bei Interesse zu dem Thema wird auf die Darstellung von Sauer & May (2011, S. 10) und die Veröffentlichungen von Körtner (2012, S. 19-20) und Simon & Neitzke (2010, S. 28 & 31) verwiesen.

3.4.1 Ethische Prinzipien

Prinzipien bieten Pflegenden im Alltag die Möglichkeit auf Problemstellungen, in denen moralische Unsicherheit entsteht, durch ethische Reflexion zu begegnen. Sie geben Orientierung, helfen Situationen zu reflektieren und dienen bei der Suche nach einer Lösung. Wenn Prinzipien in der Praxis angewendet werden, müssen ihre Grundsätze konkretisiert und gegeneinander abgewogen werden (Fölsch, 2012, S. 37).

Zu Beginn wird der Principlism-Ansatz vorgestellt. Danach wird das Prinzip der Verantwortung dargestellt, das zwar nicht in diesem Ansatz aufgeführt ist, jedoch (nach der oben genannten Definition) ein wichtiges Prinzip pflegerischer Arbeit darstellt. Im Anschluss wird auf die Bedeutung ethischer Prinzipien in der Gesundheits- und Krankenpflege bzw. der Ausbildung darin, eingegangen.

Der Principlism–Ansatz von Tom L. Beauchamp & James F. Childress (2013) stellt einen wichtigen Referenzpunkt für die Ethik des Gesundheitswesens dar. Diese Prinzipien der biomedizinischen Ethik sind sehr verbreitet (Weiske & Sauer, 2014, S. 753; Rabe, 2009, S. 123). Sie lauten: Respect for Autonomy, Nonmaleficence, Beneficence und Justice. Übersetzt werden sie oftmals mit den deutschen Begriffen: Autonomie, Nicht-Schaden, Fürsorge und Gerechtigkeit.

Respect for Autonomy (Autonomie)

Beauchamp & Childress (2013, S. 101) beschreiben ihr Prinzip wie folgt: „The autonomous individual acts freely in accordance with a self-chosen plan, analogous to the way an independent government manages its terrotories and sets its policies." Ein autonomer Mensch handelt frei nach einem selbstgewählten Plan. Die Autoren geben an dieser Stelle das Beispiel einer unabhängigen Regierung an, die ihr Territorium verwaltet und politische Entscheidungen trifft. Unter Berücksichtigung dieses Prinzips müssen die Wünsche und Wertvorstellungen des Patienten respektiert werden (Fölsch, 2012, S. 37). Beauchamp & Childress verweisen in diesem Zusammenhang auch auf den „Informed Consent" (2013, S. 122). Hierbei handelt es sich um die, auf einen Patienten abgestimmte Aufklärung, die an seine Bedürfnisse angepasst ist und die Entscheidungsfähigkeit fördert (Fölsch, 2012, S: 37).

Wenn die Pflege die Autonomie des Patienten respektiert, bedeutet dies laut Rabe (2009, S. 134) die „Selbständigkeit und die Fähigkeit zu Selbstsorge bei den Patient/innen [zu] fördern, ohne sie aufzuzwingen und ohne eigene Wertungen und Einschätzungen anders als beratend einzubringen."

Nonmaleficence (Nicht-Schaden)

Dieses Prinzip beschreiben Beauchamp & Childress (2013, S. 150) so: „The principle of nonmaleficence obligates us to abstain from causing harm to others." Das Prinzip des Nicht-Schadens verbietet es, anderen einen Schaden zuzufügen. Beauchamp & Childress berufen sich auf die Maxime: „Above all [or first] do not harm". Hierbei handelt es sich um einen Grundgedanken des Hippokratischen Eids (Beauchamp & Childress, 2013, S. 150). Wenn auch nicht aktiv geholfen werden kann, soll zumindest Schaden und Verletzung vermieden werden. Fölsch (2012, S. 129) beschreibt dieses Prinzip so: „Das Prinzip des Nichtschadens fordert die Unterlassung von schädigenden Handlungen und Maßnahmen, um Schäden zu verhindern."

In der Pflegepraxis fügen pflegerische Handlungen dem Patienten oft unvermeidlich Schaden zu (bzw. es besteht das Risiko des Schadens), auch wenn sie zu seinem Wohl geschehen. Ein Beispiel hierfür ist der Verbandswechsel, der einem Patienten oftmals Schmerzen (und somit Schaden) verursacht. Gerechtfertigt werden diese Schädigungen durch den höheren Nutzen, den der Patient dadurch erfährt (Fölsch, 2012, S. 129).

Beneficence (Fürsorge)

Hier beziehen sich Beauchamp & Childress (2013, S. 202) auf ihre vorherig dargestellten Prinzipien der Autonomie und des Nicht-Schadens und stellen heraus, dass es nicht reicht diese beiden Prinzipien zu erfüllen, um moralisch zu handeln, sondern dass es notwendig ist zum Wohlergehen eines Menschen beizutragen: „but also that we contribute to their welfare" (Beauchamp & Childress, 2013, S. 202). Sie definieren fürsorgliche Handlungen in ihrem Werk wie folgt: „We use this term in this chapter to cover beneficent action in a broad sense, so that it includes all forms of action intended to benefit other persons" (Beauchamp & Childress, 2013, S. 202-203). Im weitesten Sinne zählen laut Beauchamp & Childress in ihrem Kapitel zu den fürsorglichen Handlungen alle Handlungen, die zum Wohl einer Person beitragen.

Die Fürsorge um den Patienten beschreibt Fölsch (2012, S. 90) als Grundhaltung der pflegerischen Tätigkeit, die ein grundlegendes ethisches Prinzip in der Pflege darstellt. Dennoch ist ausgerechnet die Fürsorge im pflegerischen Zusammenhang in den letzten Jahren in Verruf gekommen. Sie wurde oftmals mit Paternalismus und Entmündigung gleichgesetzt und stand auf einer Stufe mit der Selbstaufopferung pflegerischer Tätigkeit (Rabe, 2009, S. 134). Fürsorge birgt die Gefahr des Missbrauchs und der Missachtung (Fölsch, 2012, S. 92). Aufgrund der leiblichen Nähe zum Patienten und der zeitlichen Intensität in der pflegerischen Betreuung stellt sie jedoch ein unverzichtbares ethisches Prinzip in der Pflege dar (Rabe, 2009, S. 134).

Justice (Gerechtigkeit)

Mit diesem letzten Prinzip von Beauchamp und Childress (2013, S. 250) nehmen die Autoren Bezug auf die Gerechtigkeit und setzten sich des Weiteren mit der Verteilungsgerechtigkeit im Gesundheitswesen auseinander. Sie beziehen sich in diesem Zusammenhang auf verschiedene philosophische

Texte, die sich mit der Gerechtigkeit auseinandersetzen und stellen dar, dass unter Gerechtigkeit faires und angemessenes Verhalten in Bezug auf das, was jeder Person zusteht, verstanden wird. „These accounts interpret justice as fair, equitable, and appropriate treatment in light of what ist due or owed to persons." (Beauchamp & Childress, 2013, S. 250).

Gerechtigkeit beinhaltet laut Rabe (2009, S. 137) eine wechselseitige Anerkennung, die jeder Mensch verdient hat. Es handelt sich hierbei um ein sehr komplexes und weitführendes Thema in philosophischen Texten (Fölsch, 2012, S. 144). Aristoteles sieht die Gerechtigkeit als die Tugend einer Person an, es handelt sich jedoch auch um ein Prinzip des Zusammenlebens innerhalb einer Gesellschaft und einen hier übergeordneten Beurteilungsmaßstab (Rabe, 2009, S. 138). Im Gesundheitswesen spielt in diesem Zusammenhang die gerechte Verteilung von Ressourcen eine zentrale Rolle (Fölsch, 2012, S. 144). Großer Zeitdruck kann bei Pflegenden dazu führen entscheiden zu müssen, wer angemessen versorgt werden kann und wer nur notdürftig (Rabe, 2009, S. 138). Gerechtigkeit kann zum einen als Verteilung von begrenzten Ressourcen gesehen werden und zum anderen als Gleichbehandlung von betroffenen Personen (Fölsch, 2012, S. 146). „Gerechtigkeit beruht auf dem Gedanken, dass Menschen in gleichen Situationen auch gleich behandelt werden" (Fölsch, 2012, S. 146).

Ein weiteres ethisches Prinzip, dass Beauchamp & Childress zwar nicht anführen, jedoch für den Pflegealltag als zentral erachtet wird, ist das Prinzip der Verantwortung. Verantwortlich zu handeln stellt einen Grundsatz in der pflegerischen Versorgung dar.

Verantwortung

„Verantwortung ist eine Verpflichtung zur Rechenschaft *für* das eigene Handeln *gegenüber* den von der Handlung Betroffenen oder der ganzen Gesellschaft" (Rabe, 2009, S. 139, Hervorhebungen im Original). Pieper (2007, S. 12-13) sieht im Verantwortungsbewusstsein ein Ziel der Ethik an. Dies soll durch Einüben ethischer Argumentation, Aufklärung zu moralischer Qualität und Hinführung zu der Einsicht, dass moralisches Handeln unverzichtbarer Ausdruck der Humanität ist, erreicht werden. Zu früherer Zeit war die Pflege ein reiner Assistenzberuf, der keinen eigenen Entscheidungsbereich besaß und deren höchstes Grundprinzip der Gehorsam gegenüber den Ärzten war. Die pflegerische Beteiligung an den Verbrechen in der Nazi-Zeit ließ jedoch deutlich erkennen, dass niemand seine persönliche Verantwortung abgeben kann und jeder für sein eigenes Handeln Verantwortung übernehmen muss.

(Rabe, 2009, S. 140). Die Wahrnehmung der Verantwortung spielt im pflegerischen Bereich eine zentrale Rolle, in der es darum geht den Patienten ganzheitlich zu betrachten und sein Wohlergehen zu fördern (Siegler, 2016, S. 233). Die Art und Weise, wie Pflegende ihre Aufgaben erfüllen, zeigt die Verantwortung, die sie gegenüber den zu Pflegenden tragen (Schewior-Popp, 2014, S. 39).

Bedeutung der Prinzipien

„Die Prinzipien sind als Kriterien zur Bestimmung des moralisch Richtigen zu verstehen, deren Anwendung es erforderlich macht, ihre Einschlägigkeit in bestimmten Handlungskontexten zu bestimmen und sie gegeneinander abzuwägen" (Düwell, 2008, S. 90).

Die Prinzipien von Beauchamp & Childress werden auch als Prinzipien mittlerer Reichweite bezeichnet. Sie sind prima facie gültig, hierarchisch auf der gleichen Ebene und müssen in der Praxis gegeneinander abgewogen werden (Fölsch, 2012, S. 37). Ein ethischer Konflikt lässt sich durch diese Prinzipien vorerst grob strukturieren und bietet einen Einstieg für ethische Diskussionen (Hiemetzberger, 2013b, S. 58). Fölsch weist darauf hin die Forderung nach der Eigenständigkeit einer Pflegeethik muss nicht implizieren eigene Theorien zu entwickeln. Sie schlägt vor, die medizinischen Prinzipien von Beauchamp und Childress auf pflegeethische Fragestellungen zu konkretisieren (2012, S. 38).

Laut Rabe (2009, S. 124) sind Prinzipien Hilfsmittel der ethischen Reflexion, die auch heuristische und didaktische Funktionen erfüllen. Heuristisch, da sie als Bezugspunkt für die Richtigkeit von getroffenen Aussagen gesehen werden können und didaktisch, da sie helfen ethische Diskussionen zu strukturieren.

Auch wenn es durchaus Kritiker des Prinzipienansatzes von Beauchamp und Childress gibt und die Prinzipien durch andere ergänzt werden, lässt sich dennoch festhalten, dass sie als inhaltliche Basis für eine interdisziplinäre Zusammenarbeit und Verständigung über ethische Fragestellungen in unterschiedlichen Settings gesehen werden können (Riedel et al., 2016, S. 3). Ihre Kenntnis wird von Riedel at al. (2016, S. 3) als Minimalkonsens gesehen, der zum Kernbestand ethischer Bildung und Ausbildung in allen Heilberufen zählt.

Ergänzende Literatur:

Hiemetzberger, M. (2013b). Berufsethik. In M. Hiemetzberger, I. Messner & M. Dorfmeister (Hrsg.), *Berufsethik und Berufskunde. Ein Lehrbuch für Pflegeberufe* (3. Auflage, S. 11-76). Wien: Facultas. Insbesondere S. 55-59.

Fölsch, D. (2012). *Ethik in der Pflegepraxis. Anwendung moralischer Prinzipien auf den Pflegealltag* (2. Auflage). Wien: Facultas.

3.4.2 Care-Ethik

Die Care-Ethik gewinnt in den Heilberufen zunehmend an Bedeutung und wird aufgrund dessen an dieser Stelle neben den allgemeinen ethischen Grundrichtungen und Prinzipien kurz erläutert.

Die Care-Ethik entwickelte sich aus der feministischen Ethik und ist besonders auf Fürsorglichkeit und Anteilnahme bezogen (Hiemtezberger, 2013b, S. 59). Der Care-Begriff wurde durch die Untersuchung von Carol Gilligan geprägt, die die geschlechtsspezifischen Unterschiede bei der Beurteilung moralischer Probleme zum Gegenstand hatte. Laut Gilligans These gibt es unterschiedliche Zugänge zu moralischen Problemen: die gerechtigkeitsorientierte eher männliche Sicht und der sorgende und beziehungsorientierte weibliche Zugang (Dallmann & Schiff, 2016, S. 61). Der englische Begriff „Care" hat eine Fülle von Bedeutungen. Diese reichen laut Conradi von Zuwendung und Anteilnahme über die Versorgung bis hin zur Mitmenschlichkeit und Verantwortung (2001, S. 13). Sie definiert Care als „eine Praxis der Achtsamkeit und Bezogenheit, die Selbstsorge und kleine Gesten der Aufmerksamkeit ebenso umfaßt [sic!] wie pflegende und versorgende menschliche Interaktion sowie kollektive Aktivitäten" (Conradi, 2001, S. 13).

In der Care-Ethik stehen zwischenmenschliche Beziehungen und die Verantwortung füreinander im Vordergrund und Tugenden wie Empathie und Anteilnahme sind mit ihr verbunden (Dallmann & Schiff, 2016, S. 61-62; Hiemetzberger, 2013b, S. 60). Durch die Hervorhebung des Beziehungsaspektes setzt sie ein Gegengewicht zu einer starren Orientierung an Prinzipien wie die Autonomie oder die Gerechtigkeit und verschafft dadurch dem pflegerischen Berufsethos eine neue Geltung innerhalb ethischer Reflexionen: die Beziehungsarbeit als wesentlicher Aspekt der Pflege (Monteverde, 2012, 31). Die Care-Ethik stellte dem „Entscheidungsparadigma" der klassischen Medizinethik ein tugendethisch verstandenes Beziehungsparadigma gegenüber und führte somit dazu, ein ethisches Grundanliegen der Pflege zum

Ausdruck zu bringen (Monteverde, 2012, S. 31). Ein Schlüsselbegriff in der Care-Ethik ist Vertrauen: der Patient kann sich dem fürsorglichen Arzt oder der fürsorglichen Pflegekraft anvertrauen (Sauer & May, 2011, S. 28). Empathisches pflegerisches und ärztliches Personal nimmt den Patienten als hilfsbedürftiges und leidendes Subjekt wahr und nicht nur als Objekt medizinischer Behandlung (Sauer & May, 2011, S. 28). Pflege soll in diesem Verständnis Hilfe zur Selbsthilfe sein und die Mitarbeit des Patienten fördern (Körtner, 2012, S.82).

4 Ethische Inhalte in der Gesundheits- und Krankenpflege

„Praxis bedarf der Theorie wie das Handeln des Denkens bedarf, ohne das es blind und orientierungslos wäre“ Rabe (2009, S. 221).

Im Folgenden wird auf ethische Aspekte im Bereich der Pflege eingegangen. Dieses Vorgehen stellt keine gesonderte Ethik dar, sondern lediglich eine Ethik besonderer Situationen (Hiemetzberger, 2013b, S. 46). Die Gliederungspunkte ergeben sich aus der Ausbildungsrichtlinie NRW (Hundenborn & Kühn, 2003), dem Werk von Marianne Rabe zur „Ethik in der Pflegeausbildung“ (2009, S. 249) und dem Beitrag von Riedel zur pflegerischen Ethik (2014). Aufgrund der begrenzten Zeichenzahl dieser Masterthesis, finden sich diese Gliederungspunkt im Anhang A bis G (S. 112-141) der vorliegenden Arbeit.

K. Sensen, *Ethik in der Krankenpflegeausbildung vermitteln*, Forschungsreihe der FH Münster, https://doi.org/10.1007/978-3-658-22189-8_4

5 Ethik unterrichten

Ethik als Bezugswissenschaft stellt laut Riedel et al. (2016, S. 2) die Grundlage aller pflegewissenschaftlichen und praxisorientierten Fächer dar und soll zudem ein konsequent verfolgter Gegenstand von Praxisanleitung und Praxisbegleitung sein. In diesem Gliederungspunkt wird kurz zusammengefasst, welche Ziele und Kompetenzen im Ethikunterricht verfolgt und eingeübt werden sollen, wie das Lernfeldkonzept Einfluss auf den Ethikunterricht nimmt und welche curricularen Bedingungen als optimal angesehen werden, wenn es um die Vermittlung von Ethik in der Ausbildung geht.

5.1 Ziele des Ethikunterrichts

Ein Unterricht kann laut Schewior-Popp (2014, S. 52) nicht ohne Zielsetzungen auskommen. Eine absichtsvolle und „gezielte" Unterrichtsplanung kann ihr zufolge nur mit Hilfe einer möglichst präzisen Zielformulierung, die den jeweiligen Lernprozess der Schüler berücksichtigt, erfolgen (2014, S. 52). Ein Klassifikationsschema, das als Abbild verschiedener Lernleistungsschwerpunkte drei Lernzielbereiche unterteilt, stellt die Taxonomie nach Bloom dar. Die folgenden drei Bereiche werden hierbei unterschieden (Bloom et al., 1956 zit. nach Schewior-Popp, 2014, S. 56):

- *kognitiver Bereich*: Lernziele, die Denk-, Gedächtnis- und Wahrnehmungsleistungen beschreiben (Wissen, intellektuelle Fähigkeiten).
- *affektiver Bereich*: im Mittelpunkt stehen Einstellungen, Haltungen, Interessen und Wertungen.
- *psychomotorischer Bereich*: alle Lernziele, die körperlich-praktische bzw. manuelle Fähigkeiten beschreiben.

Die drei aufgeführten Lernzielbereiche finden sich in Veröffentlichungen zum Ethikunterricht im Bereich von Medizin und Pflege wieder. Neitzke & Möller (2002, S. 191) beziehen sich auf den ärztlichen Bereich und sehen die *verantwortungsvolle ärztliche Handlungskompetenz* als übergeordnetes Ausbildungsziel im Medizinstudium an, das sich hinsichtlich seiner kognitiven, affektiven und praktischen Ebene differenzieren und auf den Bereich der Medizinethik übertragen lässt. Hierauf beziehen sich auch Schnell & Seidlein (2016, S. 229), die dieses Konzept auf den Pflegebereich übertragen und zu den drei Zieldimensionen beispielhafte Inhalte für den Ethikunterricht in der Pflegeausbildung aufführen:

K. Sensen, *Ethik in der Krankenpflegeausbildung vermitteln*, Forschungsreihe der FH Münster, https://doi.org/10.1007/978-3-658-22189-8_5

Tabelle 1 Lernzielbereiche für den Ethikunterricht in der Pflegeausbildung (in Anlehnung an Schnell & Seidlein, 2016, S. 229).

Ziel	**Kognitive** Fähigkeiten: Wissen und Fakten erlangen	**Affektive** Fähigkeiten: Einstellungen, Haltungen und Gefühle entwickeln und reflektieren	**Praktische** Fähigkeiten: Praktische Fähigkeiten und Fertigkeiten einüben
Ausbildung von...	Wissen	Haltung	Handlungsfähigkeit
Beispielhafte Inhalte	• Moraltheorien/ Ethik • Richtlinien, Gesetze, Kodizes (z.B. ICN-Ethikkodex) • Psychologie/ Kommunikationstheorien	• Autonomie, Fürsorge, Gerechtigkeit • Verantwortung • Mitgefühl/ Empathie • Gewissen • Menschenbild • Eigene emotionale Beteiligung	• Umgang mit ethischen Konflikten • Sprache und kommunikative Kompetenz • Entscheidungskompetenz • Reflexionsfähigkeit • Kooperation im Team

Das Wissen *über* Ethik ist laut Schnell & Seidlein (2016, S. 228; Hervorhebung im Original) demzufolge nicht gleichbedeutend mit ethischer Entscheidungskompetenz, oder führt dazu diese auch auszuüben. Während es sich bei Zielen der kognitiven Ebene darum dreht, die Ethik als Theorie zu vermitteln und sich Theorien, Wirkungs- und Begriffsgeschichten anzueignen, widmen sich affektive und praktische Ziele der Reflexion der Praxis und der Ausbildung einer Handlungskompetenz (Schnell & Seidlein, 2016, S. 228). Um Wissen, Haltung und Handlungsfähigkeit zu entwickeln, müssen Auszubildende laut Schnell & Seidlein in allen Bereichen zunehmend eine Sprach- und Reflexionsfähigkeit entwickeln (2016, S. 228-229). Die drei Lernzielbereiche können dazu beitragen, dass sich Pflegende zwischen Normen und Werten auf der einen Seite und dem Versorgungsalltag auf der anderen Seite besser orientieren können (Schnell & Seidlein, 2016, S. 230).

Exemplarisch wird an dieser Stelle auf die affektive Ebene der Lernziele näher eingegangen.

„Bildungsziele, die auf die Entwicklung von Werthaltungen ausgerichtet sind, werden im Kontext der allgemeinen Didaktik als affektive Lernziele bezeichnet" (Dieterich & Reiber, 2014, S. 87). Bei den affektiven Lernzielen geht es darum die Werte, Einstellungen und Haltungen zu internalisieren und das eigene Verhalten dadurch bestimmen zu lassen. Problematisch dabei ist allerdings, dass diese Lernziele schwer zu fassen sind und eine genaue Beschreibung von konkreten Verhaltensweisen schwierig ist (Schewior-Popp, 2014, S. 59). Laut Schewior-Popp (2014, S. 60) handelt es sich bei der Verwirklichung dieser Lernziele um ein längerfristiges „Programm", dass oftmals erst in der späteren Berufsausübung in der verantwortlichen pflegerischen Handlungskompetenz abzulesen ist. Professionelles Handeln wird entscheidend von den Einstellungen und Haltungen geprägt und muss demzufolge auch in den Unterrichtszielen verankert sein.

Haltungen können dabei nicht durch kognitive Prozesse erworben werden. Hierzu sollten regelmäßig selbsterfahrungsorientierte Methoden (Rollenspiel, szenisches Spiel, Phantasiereisen) im Unterricht durchgeführt werden, um die Fähigkeit zum Perspektivenwechsel und zur Empathie zu fördern (Rabe, 2012, S. 120). Schnell & Seidlein empfehlen an dieser Stelle neben Rollenspielen außerdem die Bearbeitung von Pflegeleitbildern, die Arbeit mit Fallgeschichten und Videoproduktionen, um eine Haltungsbildung und Persönlichkeitsentwicklung der Lernenden zu fördern (2016, S. 229).

Pflegerisches Handeln ist von ethisch-moralischen Dilemmata geprägt (Dieterich & Reiber, 2014, S. 87). Unter einem Dilemma wird eine missliche Lage bzw. Zwangslage verstanden, in der der Beteiligte zwischen zwei Möglichkeiten wählen muss und beide zu einem unerwünschten Resultat führen (Blume, 2003). Die Befähigung zur Reflexion, dazu, die eigene moralische Perspektive zu formulieren und begründen und zum Erkennen moralischer Probleme in der eigenen pflegerischen Tätigkeit stellen ein wichtiges Ziel pflegeberuflicher Bildung dar (Dieterich & Reiber, 2014, S. 87). Im geschützten Raum der schulischen Ausbildung müssen Diskursfähigkeit und die Bereitschaft und der Mut zu eigenem moralischen Handeln eingeübt werden, damit diese Fähigkeiten auch multiprofessionell eingesetzt werden können und Pflegende z.B. aktiv und konstruktiv an ethischen Fallbesprechungen teilnehmen (Dieterich & Reiber, 2014, S. 87). Ähnlich formuliert es Lay: „Ziel des Ethik-Unterrichts in der pflegerischen Aus- und Weiterbildung sollte es sein, zu moralischem Handeln und ethischer Reflexion in den Fragen pflegerischen Alltagshandelns zu befähigen." (Lay, 2012, S. 347). Für die Auswahl der Inhalte und Themen im Ethikunterricht stellt Lay des Weiteren fest: „Für die eigentliche Aufgabe [des Ethikunterrichts] - das Kennenlernen und Einüben ethischer Denkweise und Entscheidungshilfen auf verschiedenen Abstraktionsebenen (Regeln, Prinzipien, Theorien) – sind keine spektakulären Themen vonnöten" (Lay, 2012, S. 384).

5.2 Ethische Kompetenz

Ethische Kompetenz entsteht nicht naturwüchsig, sondern muss gefördert und entwickelt werden (Körtner, 2012, S. 108). Die Relevanz ethischer Kompetenz im pflegerischen Bereich steigt stetig an (Schnell & Seidlein, 2016, S. 227). Die Auseinandersetzung mit ethischen Herausforderungen und Fragen im Rahmen der Ausbildung ist für die Entwicklung einer reflektierten Ausübung des Pflegeberufs und eines professionellen beruflichen Selbstverständnisses unerlässlich (Schnell & Seidlein, 2016, S. 227).

Aufgrund des erwarteten Pflegeberufereformgesetzes (PflBRefG) (näheres dazu siehe Gliederungspunkt 10.1 dieser Arbeit) haben sich Riedel et al. (2016) mit den zentralen Aspekten der Ethikkompetenz in der Pflege beschäftigt und zum Ziel gesetzt, „essentielle Empfehlungen für die Dimensionen der Ethikkompetenz in der pflegeberuflichen Bildung zu formulieren, um diese für das professionelle Pflegehandeln zu entwickeln, zu stärken und abzusichern" (Riedel et al., 2016, S. 2). Die Relevanz pflegeethischer Kompetenzen ergibt sich demnach aus pflegerischen Grenzsituationen, die komplexe Entscheidungen mit vielfach schwerwiegenden Konsequenzen nach sich ziehen und von Pflegekräften die Entwicklung von ethischer Wahrnehmungs-, Reflexions- und Diskursfähigkeit verlangen (Riedel et al., 2016, S. 2). Für die Autoren umfasst ethische Kompetenz die folgenden Aspekte (Riedel et al., 2016, S.4-5):

- „Die Kenntnisse ethischer Grundlagen professionellen Handelns,
- die Sensibilität für ethische Konfliktsituationen im Pflegealltag sowie im Kontext institutioneller und gesellschaftlicher Entwicklungen,
- die Identifikation und Analyse konkreter ethischer Fragestellungen,
- Empathiefähigkeit und die Fähigkeit zum Perspektivenwechsel,
- Diskurs- und Konfliktfähigkeit sowie die Konsensorientierung in der Wahrnehmung der Verantwortung als professionell Pflegende,
- Reflexion und Begründung beruflichen Handelns unter Einbezug ethischer Normierungen der Pflege und der anderen Heilberufe."

Ihre Empfehlungen sind übergreifend formuliert und stellen einen Rahmen für die qualifikationsbezogene Formulierung von Kompetenzen und Teilkompetenzen dar. Sie dienen als Orientierung, um Curricula auszugestalten und (Rahmen-) Lehrpläne zu entwickeln (Riedel et al., 2016, S. 2). Die Eckpunkte ihrer Ethikkompetenz verfolgen das Ziel, dass Pflegende sich nicht nur kognitiv mit der Ethik auseinandersetzen, sondern intendieren eine Befähigung zur handlungs- und praxisorientierten ethischen Reflexion, die zur Entwicklung einer professionellen Haltung beiträgt (Riedel et al., 2016, S. 4). Die aufgeführten Fähigkeiten gründen auf einer Haltung der Verantwortung, die sowohl den verantwortlichen Umgang mit sich selbst, dem pflegebedürftigen Menschen und der Professionalisierung und Stärkung des Berufs erfordert, um eine bestmögliche Pflegequalität zu erreichen (Riedel et al., 2016, S. 5).

Eine Möglichkeit ethische Kompetenz zu konkretisieren findet sich bei Rüller (2008, S 18). Dieser gibt Beispiele dafür, welche Bezüge sich zwischen den Dimensionen der beruflichen Handlungskompetenz in Bezug auf die ethische Kompetenz herstellen lassen:

Tabelle 2 Ethische Kompetenz unter Bezug auf die berufliche Handlungskompetenz
(Inhalt: Rüller, 2008, S. 18; Darstellung als Tabelle durch die Autorin).

Fachkompetenz	• Konfliktsituationen erkennen • verschiedene ethische Prinzipien unterscheiden
Methodenkompetenz	• Modelle der ethischen Reflexion anwenden • ethische Probleme analysieren
Sozialkompetenz	• unterschiedliche ethische Prinzipien als Diskussionsgrundlage akzeptieren • das Ringen um die Lösung ethischer Konflikte mittragen
Personalkompetenz	• eine eigene Haltung ausbilden • das eigene Handeln an ethischen Prinzipien ausbilden

Laut Rabe beschreiben die aufgeführten Teilkompetenzen der beruflichen Handlungskompetenz ein Bündel an Fähigkeiten, die als Voraussetzung für gutes Handeln im beruflichen Kontext zu sehen sind (Rabe, 2009, S. 208). Ethische Bildung berührt ihr zufolge alle vier Fähigkeiten. Die von ihr definierte ethischen Kompetenz soll nicht den anderen Handlungskompetenzen hinzugefügt werden, sondern es kommt zu Überschneidungen mit den Inhalten der anderen Kompetenzen (vor allem der sozialen und personalen Kompetenz) (Rabe, 2009, S. 245). Um die Zielorientierung für den Ethikunterricht zu konkretisieren hat Rabe den Begriff der ethischen Kompetenz folgendermaßen definiert:

> Ethische Kompetenz beinhaltet die Fähigkeit zur Reflexion, Formulierung und Begründung der eigenen moralischen Orientierungen, die Fähigkeit zum Erkennen moralischer Probleme der eigenen Praxis, Urteilskraft, Diskursfähigkeit, die Fähigkeit zum Perspektivenwechsel, Konflikt- und Kompromissfähigkeit und schließlich die Wachheit und den Mut, auch tatsächlich moralisch zu handeln und für die Rahmenbedingungen des eigenen Handelns Mitverantwortung zu übernehmen. (Rabe, 2009, S. 208-209).

Zentrales Element ihrer Kompetenzbeschreibung ist die Reflexionsfähigkeit, die ihr zufolge weniger durch die Themenauswahl, als durch ihre Kombination und die eingesetzten Methoden gefördert werden kann (Rabe, 2009, S. 245-246). Die Formulierung der ethischen Kompetenz von Rabe zeigt Ähnlichkeiten zu den Aspekten der ethischen Kompetenz nach Riedel et al. (2016), die u.a. darauf zurückzuführen ist, dass Rabe an dem Beitrag als Autorin mitgewirkt hat.

Die Definition von Rabe ist sehr umfassend und greift wesentliche Inhalte auf, die im Rahmen der Ausbildung in der Gesundheits- und Krankenpflege vermittelt und gefördert werden sollen. Sie fokussiert die methodischen Aspekte und verfolgt das Ziel, in der eigenen Berufsausübung darauf zurückgreifen zu können und dementsprechend moralisch zu Handeln. Wie bereits beschrieben, schließt sich die Autorin im Wesentlichen dieser Definition an, da auch sie das Ziel verfolgt, die Lernenden im Unterricht für die eigene berufliche Praxis zu sensibilisieren und somit moralisches Handeln zu fördern.

Oftmals findet sich in der Literatur das Stufenmodell von Kohlberg zur moralischen Kompetenz, wenn es um den Begriff der ethischen Kompetenz geht (u.a. Körtner, 2012, S. 107; Lay, 2012, S. 333; Schewior-Popp, 2014, S. 42). Eine kurze Darstellung und kritische Würdigung dieses Modells findet sich der Vollständigkeit halber in Anhang H der vorliegenden Arbeit. Außerdem findet sich im Anhang I das Stufenmodell der pflegeethischen Kompetenz nach Körtner, dass an das Stufenmodell von Patricia Benner angelehnt ist und praktische Vorschläge für die Aus-, Fort,- und Weiterbildung enthält. Für die Ausbildung spielt es eine untergeordnete Rolle, kann aber dazu genutzt werden Fort,- und Weiterbildungen im Bereich der Ethik zu legitimieren.

5.3 Ethik im Lernfeldkonzept

Susanne Schewior-Popp (2014, S. 44) stellt den Bezug zwischen ethischem Handeln für Lehrende und dem Lernfeldkonzept her. Laut Schewior-Popp unterstützt ethisch verantwortliches Lehrerhandeln den Anspruch des Lernfeldkonzeptes, den Schülern sowohl Kompetenzen hinsichtlich ihres Berufslebens zu vermitteln, als auch die Entwicklung der eigenen Persönlichkeit zu fördern. Schewior-Popp sieht „die Kombination von sachbezogener und persönlichkeitsbezogener Förderung und Forderung des einzelnen Schülers in einer Balance von Individual- und Sozialinteresse" als ein zentrales Planungs- und Gestaltungselement in einem verantwortlichen Lehrerhandeln (2014, S. 44). Professionell pflegerisches Handeln unter Berücksichtigung der beruflichen Handlungskompetenz ist laut Schewior-Popp ohne ethische Verantwortlichkeit nicht denkbar. Die entsprechende Lernumwelt und die Einhaltung der sächlichen und persönlichen Verbindlichkeiten liegen hierbei in der jeweiligen Ausbildungsstätte (2014, S. 44). Im Sinne des Lernfeldkonzeptes wird Ethik in der Pflegeausbildung nicht als Fach unterrichtet, wie dies z.T. in der Sekundarstufe der Fall ist. Vielmehr können ethische Inhalte in den verschiedenen Lerneinheiten im Rahmen der Gesundheits- und Krankenpflegeausbildung integriert und somit immer wieder unter neuen Perspektiven und Aspekten thematisch behandelt werden. Im Folgenden werden die relevanten Aspekte des Lernfeldkonzeptes für diese Arbeit kurz skizziert.

Lernfeldkonzept

Das Lernfeldkonzept ist zur Entwicklung von Rahmenlehrplänen als ein pragmatischer curricularer Ansatz eingeführt worden (Bader, 2004, S. 24). Es stellt an sich keine eigenständige Didaktik dar. Durch die Fokussierung auf berufsorientiertes und ganzheitliches Lernen, wird durch das Lernfeldkonzept jedoch handlungsorientiertes Lernen in beruflichen Bildungsgängen unterstützt (Müller & Bader, 2004, S. 90). Mit dem Lernfeldkonzept wird eine veränderte Ausrichtung der Inhalte weg von der Fachsystematik hin zu einer Handlungssystematik bzw. Situationsorientierung verbunden (Kremer, 2003, S. 1).

Lernfelder müssen die gesellschaftliche und individuelle Lebensumwelt einbeziehen und dürfen sich nicht ausschließlich auf berufliche Handlungsfelder begrenzen (Bader, 2004, S. 14). Eine interdisziplinäre und mehrdimensionale Ausrichtung ist für Lernfelder charakteristisch (Muster-Wäbs, Ruppel & Schneider, 2005, S. 69). Sie zielen nicht ausschließlich auf den im Beruf geforderten Qualifikationserwerb ab, sondern haben laut Schewior-Popp immer auch eine Persönlichkeitsentwicklung der Lernenden im Blick. Ziel hierbei ist es, die Lernenden auf den Weg zu bringen, um eine Expertise zu entwickeln

(2014, S. 8). Die Verbindung zwischen dem Lernfeldkonzept und der Vermittlung von Ethik in der Pflegeausbildung wird durch die Aussage von Lay deutlich: „Ethisches Urteilsvermögen und moralische Handlungskompetenz sind Ergebnisse der Persönlichkeitsentwicklung von Menschen" (Lay, 2012, S. 383).

Berufliche Handlungskompetenz

Das Leitziel der Berufsschule ist die Handlungskompetenz (Bader, 2004, S. 20). Des Weiteren orientieren sich Konzepte der betrieblich Aus-, und Weiterbildung am Begriff der *beruflichen Handlungskompetenz*, die Bader zufolge (Bader, 2004, S. 20) die Fähigkeit des Menschen umfasst, berufliche Situationen sach- und fachgerecht, persönlich durchdacht und in gesellschaftlicher Verantwortung auszuüben. Dabei werden Probleme unter Einbezug von Wissen und Erfahrungen und durch eigene Ideen selbständig gelöst, die Lösungen bewertet und die eigene Handlungsfähigkeit weiterentwickelt. Laut Bader umschließt die berufliche Handlungskompetenz die Komponenten der Fach-, Human(Personal)-, und Sozialkompetenz. Eine detaillierte Definition der jeweiligen Kompetenzen findet sich im Anhang J und dient in dieser Arbeit als Grundlage für die Kompetenzbeschreibung der Lernsequenzen.

Handlungsorientierter Unterricht

Im handlungsorientierten Unterricht werden fach- und handlungssystematische Strukturen miteinander verschränkt, die laut Kultusministerkonferenz (KMK) durch unterschiedliche Unterrichtsmethoden verwirklicht werden können (KMK, 2007, S. 13). Die Unterrichtsgestaltung im Lernfeldkonzept soll Unterrichtsmethoden, die die Handlungskompetenz unmittelbar fördern, besonders berücksichtigen. Denken und Handeln sollen selbständig und verantwortungsbewusst erfolgen und stellen das übergreifende Ziel der Ausbildung dar, welches sich im methodischen und didaktischen Gesamtkonzept widerspiegeln muss (KMK, 2007, S. 8). Durch einen Handlungsorientierten Unterricht sollen die Lernenden schrittweise Eigenverantwortung für ihre erarbeiteten Lern- und Arbeitsprozesse und deren Ergebnisse übernehmen. (Muster-Wäbs et al., 2005, S. 47).

Lay beschäftigt sich in seinem Werk *Ethik in der Pflege* (2012) mit dem handlungsorientierten Unterricht als Möglichkeit für die Didaktik des Ethikunterrichts in der Pflege, der wie oben beschrieben, von der KMK als didaktischer Ansatz im Lernfeldkonzept empfohlen wird. Er führt folgende zentrale Konzepte der handlungsorientierten Didaktik auf, die eine enge Verbindung zur kritisch-konstruktiven Didaktik von Klafki aufweisen (Lay, 2012, S. 321-322):

- Selbst- und Mitbestimmung
- Teilnehmeraktivität
- Praxisrelevanz

Ziel der handlungsorientierten Didaktik ist Lay zufolge die autonome Lebensführung der Lernenden, mit dem Bewusstsein gesellschaftlicher Mitverantwortung. Unter Einbezug aktivierender Lernformen konzentriert sich diese Didaktik darauf, aktuelle und zukünftige Fragen der (beruflichen) Praxis zu bearbeiten (2012, S. 322). Die „Grundaussagen und -anliegen dieser Didaktik befinden sich in Übereinstimmung mit ethischen Werten und Prinzipien. Besonders hervorzuheben ist die Betonung der Autonomie, der Solidarität und der Wertschätzung" (Lay, 2012, S. 323).

Eine weitere Übersicht über die Begriffe Handlungsfelder, Lernfelder und Lernsituationen im Bereich des Lernfeldkonzeptes findet sich, neben der Kompetenzbeschreibung, im Anhang J dieser Arbeit.

5.4 Curriculare Bedingungen des Ethikunterrichts

Ethik stellt als Bezugswissenschaft die Grundlage für alle pflegewissenschaftlich orientierten Themen dar und sollte als Querschnittsthema in der Gesundheits- und Krankenpflege Ausbildung immer wieder aufgegriffen und thematisiert werden (Riedel et al., 2016, S. 2). Als curriculares Strukturierungsprinzip bietet sich hierfür ein Spiralcurriculum an, das im Folgenden kurz beschrieben wird.

Der Begriff des Spiralcurriculums stellt ein zentrales Strukturierungsprinzip von kompetenzorientierten Curricula dar. Darin wird der kontinuierliche Aufbau von überfachlichen Kompetenzen in den Blick genommen (Gillen, 2013, S. 6). Die spiralförmige Ausrichtung der Lerninhalte ordnet sich nicht fachsystematisch linear, sondern in Form einer Spirale an. Einzelne Themenbereiche, Fähigkeiten und Fertigkeiten kehren im Laufe von Lernsequenzen mehrmals, und dabei jeweils auf dem höheren Niveau, wieder (Gillen, 2013, S. 6). Insbesondere beim fächerübergreifenden und projektorientierten Lehren und Lernen wird dieses Strukturierungsprinzip laut Gillen (2013, S. 6) angelegt. Durch das systematische und curricular geplante Wiederaufgreifen und Weiterführen von Themenbereichen über einen längeren Zeitraum hinweg, werden bestimmte Themenbereiche inhaltlich aufgebaut und durch neue Aspekte in den jeweiligen Perspektiven ausgefüllt (Schewior-Popp, 2014, S. 14). Ethische Themen werden demzufolge immer wieder aufgegriffen und aus unterschiedlichen Perspektiven beleuchtet.

6 Die Interaktionistische Pflegedidaktik als didaktische Legitimation der Lernsituation

Die Interaktionistische Pflegedidaktik[1] nach Ingrid Darmann-Finck stellt einen didaktischen Rahmen für die schulische, betriebliche, akademische und berufsfachschulische Ausbildung dar (Darmann-Finck, 2010a, S. 13). Sie schließt sich als theoretische Grundlage der kritisch-konstruktiven Didaktik von Klafki an und verweist zudem auf ein interaktionistisches Lehr/Lernverständnis, in dem Bildungsprozesse als Aushandlungsprozesse von Bedeutung konzipiert werden (Naujok, Brandt & Krummheuer 2008 zit. nach Darmann-Finck, 2009, S. 2). Die Lernenden verbleiben bei Klafki vornehmlich in der Objektposition. Die Interaktionistische Pflegedidaktik schließt sich in diesem Zusammenhang Meyer (2008, S. 121 zit. nach Darmann-Finck, 2010a, S. 14) an, der Unterricht als einen kommunikativen Aushandlungsprozess sieht, bei dem sowohl Lehrende als auch Lernende als Rezipienten und Gestalter gesehen werden.

Das Modell enthält im wesentlichen drei Kernelemente: das Konzept der pflegeberuflichen Schlüsselprobleme, die entwickelte pflegedidaktische Heuristik und ein Konzept zur Entwicklung bildungsförderlicher Curricula und Lehr-/Lernsituationen (Darmann-Finck, 2009, S. 3 & Darmann-Finck, 2010a, S. 19).

6.1 Pflegeberufliche Schlüsselprobleme

Klafki betont die Wichtigkeit der kritisch-reflexiven Identitätsbildung der Schüler und hebt somit auf ein emanzipatorisches Verständnis von Bildung ab, dem sich Darmann-Finck anschließt (Darmann-Finck, 2010a, S. 14). Ein weiteres Konzept bei Klafki, auf das auch Darmann-Finck Bezug nimmt, stellen epochaltypische Schlüsselprobleme dar, bei dem die Konzentration auf zentrale Probleme der Gegenwart und Zukunft gelegt wird und die Mitverantwortlichkeit und Bereitschaft der Lernenden bei der Bewältigung gefordert wird (Klafki, 1996, S. 56). Beispielhafte Schlüsselprobleme sind die Friedensfrage und die Umweltfrage (Klafki, 1996, S. 56 & 59). Er sieht in der Bearbeitung der Schlüsselprobleme für die Lernenden die Chance, reflek-

---

[1] Die Interaktionistische Pflegedidaktik wird von Ingrid Darmann-Finck als Eigenname ihres Ansatzes verwendet. Die vorliegende Arbeit folgt der Schreibweise von Darmann-Finck, auch wenn es sich bei dem Wort Interaktionistisch nicht um ein Substantiv handelt.

K. Sensen, *Ethik in der Krankenpflegeausbildung vermitteln*, Forschungsreihe der FH Münster, https://doi.org/10.1007/978-3-658-22189-8_6

tierte Entscheidungen zu treffen und die eigene Urteilsfähigkeit als unverzichtbar wahrzunehmen (1996, S. 61). Darmann-Finck greift in ihrer Interaktionistischen Pflegedidaktik auf die Schlüsselprobleme von Klafki zurück, indem sie Lerninseln in das Curriculum integriert (Darmann-Finck, 2009, S. 4). Sie stellt aber anstelle des Konzepts der universal-abstrakten Schlüsselprobleme von Klafki die Schlüsselprobleme der pflegerischen Berufswirklichkeit in den Fokus, die durch Berichte von Beteiligten erlangt werden (Darmann-Finck, 2010a, S. 14). Hierbei handelt es sich vornehmlich um Schülerberichte, jedoch werden auch z.B. Praxisanleiter, beruflich Pflegende, Lehrer und Patienten befragt, um herauszufinden welche Situationen sie nachhaltig negativ beeindruckt haben (Darmann-Finck, 2010a, S. 37). In einem Auswertungsprozess werden diese Daten gemeinsam mit den Praxisanleitern und Lehrern systematisiert und ausgewertet (Darmann-Finck, 2010a, S. 37). Lerninseln basieren auf solchen beruflichen Schlüsselproblemen. Es handelt sich dabei um multidimensionale und interdisziplinär angelegte Berufssituationen, die typische Problem- oder Dilemmasituationen widerspiegeln (Darmann-Finck, 2009, S. 4).

Bisher gibt es keine systematische Übersicht aller beruflichen Schlüsselprobleme. Relevant sind häufig Schlüsselprobleme in der Kommunikation mit Patienten, wobei es sich hierbei oftmals um die „Macht der Pflegenden" und die Entscheidungsfreiheit der Patienten handelt (Darmann-Finck, 2010a, S. 38). Weitere Probleme werden im Umgang mit knappen Ressourcen, den inhumanen Bedingungen von Tod und Sterben und in Überforderungssituationen mit hierarchischen Strukturen genannt (Darmann-Finck, 2010a, S. 38).

6.2 Pflegedidaktische Heuristik

Im Rahmen ihrer Dissertation hat Ingrid Darmann-Finck berufliche Schlüsselprobleme in der Pflegepraxis empirisch bestimmt. Dabei blieb jedoch die Frage ungelöst, durch welche Kriterien sich der Bildungsgehalt beruflicher Situationen überprüfen lässt (Darmann-Finck, 2009, S. 1). Daran anknüpfend entwickelte sie als bildungstheoretischen Reflexionsrahmen eine pflegedidaktische Heuristik, mit der pflegerische Handlungsfelder und Handlungssituationen hinsichtlich ihrer Bildungsziele und -inhalte ausgewertet und zu Lernsituationen transformiert werden können (Darmann-Finck, 2009, S. 1-2). In einer empirischen Studie zur Auswertung von Interaktionsprotokollen im Pflegeunterricht konnte Darmann-Finck (2010a, S. 20) drei Bildungskonzepte von Lehrern identifizieren: die *Regelorientierung*, die *Fallori-*

entierung und die *Meinungsorientierung*. Diese wurden in der pflegedidaktischen Heuristik mit den Erkenntnisinteressen von Jürgen Habermas in Beziehung gesetzt und durch die Perspektiven der Beteiligten in einer Pflegesituation verknüpft. Die Erkenntnisinteressen von Habermas beziehen sich auf unterschiedliche wissenschaftliche Positionen, wodurch eine wissenschaftstheoretische Vielfalt entsteht (Darmann-Finck, 2009, S. 4). Darmann-Finck ordnet in ihrer Heuristik die Erkenntnisinteressen von Habermas ihren zuvor ermittelten Bildungskonzepten der Pflegelehrer zu (2009, S. 4). Die empirisch gefundenen Bildungskonzepte wurden von Darmann-Finck auf dieser Grundlage zu den folgenden Zieldimensionen weiterentwickelt:

Tabelle 3 Zuordnung Bildungskonzepte, Erkenntnisinteressen und Zieldimensionen (Darmann-Finck, 2010a, S. 23).

Bildungskonzepte der Pflegelehrer	**Erkenntnisinteressen**	**Zieldimensionen**
Regelorientierung	Technisches Erkenntnisinteresse	Wissenschaftsbasierte Erklärung und instrumentelle Lösung pflegerischer und gesundheitsbezogener Problemlagen
Fallorientierung	Praktisches Erkenntnisinteresse	Urteilsbildung und Verständigung in Pflegesituationen
Meinungsorientierung	Emanzipatorisches Erkenntnisinteresse	Kritische Reflexion der paradoxen und restriktiven gesellschaftlichen Strukturen der Pflege

Werden die Zieldimensionen durch die Perspektiven der Beteiligten an einer Pflegesituation ergänzt, ergeben sich daraus Aufmerksamkeitsrichtungen zur Analyse beruflicher Situationen und Aufgabenstellungen. Die Perspektiven können in der pflegedidaktischen Heuristik variieren, je nachdem wer an der Pflegesituation beteiligt ist. Oftmals handelt es sich um die in Tabelle 4 aufgeführten Beteiligten (Darmann-Finck, 2010a, S. 23). In der pflegedidaktischen Heuristik sind allgemeine Ziele angegeben, die als Analysekategorien dienen und bei der Entwicklung von Lerninseln typische Problem- und Dilemmasituationen aufgreifen und anhand derer Unterrichtsinhalte gezielt gesucht werden können (Darmann-Finck, 2009, S. 5).

Die Zieldimensionen sind in der pflegedidaktischen Heuristik horizontal, die Perspektiven vertikal angelegt (Darmann-Finck, 2010a, S. 23):

Tabelle 4 Pflegedidaktische Heuristik (Darmann-Finck, 2010a, S. 24).

Zielebene:	**Pflegende**	**Patient/ Angehöriger**	**Institution/ Gesellschaft**	**Pflegerisches Handeln**
Technisches Erkenntnisinteresse	Erklären von Pflegendenverhalten und Ableiten von instrumentellen Lösungen für die Probleme/„Krisen" der Pflegenden	Erklären des Patientenverhaltens und Ableiten von instrumentellen Lösungen für die (Selbst)Pflegeaufgaben von Patienten	Erklären und Ableiten von instrumentellen Lösungen für die Aufgaben der Institution und des Gesundheitssystems	Erklären und Ableiten von instrumentellen Lösungen im Hinblick auf die Unterstützung des Patienten bei seinen Selbstpflegeaufgaben
Praktisches Erkenntnisinteresse	Verstehen der und Verständigung über die eigenen biografisch geprägten Interessen, Gefühle, Motive und Werte	Verstehen der und Verständigung über die biografisch geprägten Interessen, Gefühle, Motive und Werte des Patienten	Verstehen der und Verständigung über die Interessen und Motive der Institution/ des Gesundheitswesens	Fallverstehen/ Urteilsbildung und Kommunikation
Emanzipatorisches Erkenntnisinteresse	Aufdecken von gesellschaftlich geprägten inneren Konflikten der Pflegenden	Aufdecken von gesellschaftlich geprägten inneren Konflikten der Patienten	Aufdecken von gesellschaftlichen Widersprüchen in der Institution/ im Gesundheitssystem	Aufdecken von widersprüchlichen Strukturgesetzlichkeiten pflegerischen Handelns

Technisches Erkenntnisinteresse

In der ersten Zielebene steht laut Darmann-Finck (2010a, S. 24) die Vermittlung von wissenschaftsbasierten Erklärungen und Lösungen im Zentrum des Interesses. Es wird ermittelt, welches empirische und theoretische Wissen sich Auszubildende anhand eines beruflichen Schlüsselproblems aneignen können. Hier wird auf Fähigkeiten zur Erzeugung externer Evidenz in pflegerischen Entscheidungen abgezielt. Dabei ist der Autorin zufolge eine kritische Auseinandersetzung mit dem vorhandenen Wissen erwünscht und die Schüler werden dazu angehalten, aktuelle Erkenntnisse zu hinterfragen (2010a, S. 25). Neben der Einsicht in den aktuellen Forschungsstand der Pflegewissenschaft und dem wissenschaftlichen Fortschritt soll die Bereitschaft der Schüler gefördert werden, ihr Handeln zu verändern, wenn alte Handlungsroutinen überholt sind (2010a, S. 26). Es handelt sich in dieser Zieldimension um kognitive Lernziele, die alle Anspruchsniveaus einschließen (2010a, S. 25). Methodisch ist an dieser Stelle laut Darmann-Finck das problemorientierte Lernen gut geeignet, da es die Auszubildenden an das selbständige Recherchieren und die kritische Bewertung von Informationen heranführt (2010a, S. 26).

Perspektive Pflegende

Diese Kategorie zielt auf das Erklären und die instrumentellen Problemlösungen der Probleme der Pflegenden ab (Darmann-Finck, 2010a, S. 26). Pflegerische Situationen verlangen auch die Fachkompetenz der Pflegenden, die sich auf ihr eigenes Verhalten beziehen. Zu nennen sind hier beispielsweise das rückengerechte Arbeiten oder der Umgang mit belastenden Emotionen. Es können Kenntnisse aus den Bereichen der Pflegewissenschaft, aber auch der Medizin, Psychologie und Arbeitssoziologie herangezogen werden (Darmann-Finck, 2010a, S. 26).

Perspektive Patienten/Angehörige

Hier werden Fachkompetenzen beschrieben, anhand derer (Selbst-)Pflegeprobleme der Patienten bzw. Pflegeprobleme der Angehörigen erklärt und instrumentell gelöst werden (Darmann-Finck, 2010a, S. 26). Fokussiert werden in dieser Kategorie die dem Regelwissen zufolge durch den Patienten und dessen Umfeld zu ergreifenden fremd- und selbstpflegebezogenen Handlungen. Kenntnisse der Medizin, Psychologie oder Pflegewissenschaft werden integriert (Darmann-Finck, 2010a, S. 26).

Perspektive Institution/Gesellschaft

In dieser Kategorie bezieht sich die zu erwerbende Fachkompetenz hauptsächlich auf betriebswirtschaftliche, arbeitsorganisatorische, managerielle und rechtliche Strukturen (Darmann-Finck, 2010a, S. 27). Alle Pflegesituationen werden durch institutionelle und gesundheitssystemische Aspekte berührt, z.B. durch vorgegebene Verfahrensregeln. Diese gegebenen Regeln können als instrumentelle Lösungen für Anforderungen auf der Makro- oder Mesoebene gesehen werden (Darmann-Finck, 2010a, S. 27).

Perspektive Pflegerisches Handeln

An dieser Stelle wird ermittelt, welches instrumentelle und strategische Wissen Pflegepersonen benötigen, um Patienten oder Angehörige bei der Lösung ihrer Selbstpflege- oder Fremdpflegeprobleme zu unterstützen (Darmann-Finck, 2010a, S. 27). Eine Unterstützung kann die vollständige Kompensation der Selbstpflege sein, aber auch eine Beratung oder Anleitung. In erster Linie wird an dieser Stelle auf pflegewissenschaftlich fundiertes Wissen zurückgegriffen (Darmann-Finck, 2010a, S. 27).

Praktisches Erkenntnisinteresse

Die zweite Zielebene zielt darauf ab, eine Urteilsbildung und die Verständigung über Pflegesituationen zu ermöglichen. Der Zugang zur Welt mittels Sinnverstehen (Habermas, 1965, S. 155 ff. zit. nach Darmann-Finck, 2010a, S. 27) steht im Zentrum des praktischen Erkenntnisinteresses. Hier werden die historisch-hermeneutischen Wissenschaften präsentiert (Darmann-Finck, 2010a, S. 27). Es geht sowohl um Selbst- als auch um Fremdverstehen. Der zentrale Fokus dieser Zieldimension liegt im Klientenfall, der durch Einzigartigkeit und auf Anerkennung beruhender Beziehung gekennzeichnet ist (Darmann-Finck, 2010a, S. 27-28). Neben dem Medium der Sprache wird auch das leibliche Verstehen berücksichtigt und die Pflegenden gelangen zu fallspezifischen Urteilen, die die besonderen und individuellen Bedürfnisse des Klienten berücksichtigen (Darmann-Finck, 2010a, S. 28). Ein zentraler Aspekt ist die Kommunikation mit dem Patienten, die auf Verständigung und Anerkennung der Autonomie des anderen ausgerichtet sein muss. Darmann-Finck verweist in diesem Zusammenhang auf das Konzept der nicht-paternalistischen Advokation bzw. Fürsorge (Remmers, 2000, S. 367; Rehbock, 2002 zit. nach Darmann-Finck, 2010a, S. 29).

In dieser Zieldimension handelt es sich um personale und soziale Kompetenz, einschließlich moralischer und kommunikativer Kompetenz sowie reflexive Kompetenzen bezogen auf soziale Situationen (Darmann-Finck, 2010a, S. 29). Laut Darmann-Finck wird diese Kompetenz vornehmlich im Lernort Betrieb erworben, sie muss jedoch schulisch aufgegriffen und vorbereitet werden. Damit eine elaborierte Urteilsbildung und reflexive Entscheidung bei den Auszubildenden entstehen kann, müssen sich Prozesse der (impliziten) Urteilsbildung und ihre explizite Analyse abwechseln (2010a, S. 29). Neben der Reflexion einer Pflegesituation und der Erprobung von Handlungsalternativen soll im schulischen Umfeld die Wahrnehmungs-, Empfindungs- und Empathiefähigkeit gefördert werden. Methodisch empfehlen sich laut der Autorin an dieser Stelle verschiedene Varianten des fallbezogenen Lernens (2010a, S. 29).

Perspektive Pflegende

Das Bewusstwerden der Deutungen der Pflegenden und die damit einhergehenden Gefühle und Impulse sind wesentliche Aspekte dieser Kategorie. Dies ist in der Pflegeausbildung von zentraler Bedeutung, da das innere Erleben die Interaktion mit dem Gegenüber entscheidend prägt und zwar auch dann, wenn es den Handelnden nicht bewusst ist (Darmann-Finck, 2010a, S. 29-30). Die in dieser Zieldimension beabsichtigte Selbstreflexion soll vorbewusste Vorstellungen bewusstmachen, einen Austausch darüber ermöglichen und zu einer Akzeptanz als vorerst sinnhaft und begründet führen (Darmann-Finck, 2010a, S. 30). Insbesondere ist dies für destruktive, sadistische oder aggressive Phantasien nötig, da der akzeptierende Umgang mit diesen Vorstellungen vorbeugend gegenüber der Gefahr des Machtmissbrauchs und von Gewalthandlungen wirken kann. Darmann-Finck verweist an dieser Stelle auf empirische und theoretische Studien zu typischen Deutungsmustern von Pflegenden, die in den Unterricht einbezogen werden können (2010a, S. 30).

Perspektive Patienten/Angehörige

An dieser Stelle steht das klientenorientierte und reflektierte Fallverstehen im Mittelpunkt, bei dem die Gefühle, Motive und Interessen des Patienten und dessen Angehörigen rekonstruiert und fokussiert werden (Darmann-Finck, 2010a, S. 30). Hier werden authentische oder konstatierte Fallsituationen reflektiert. Um das Patientenverhalten deuten zu können, hat das Vorverständnis der Schüler eine erkenntnisfördernde Funktion. Dieses kann durch die Auseinandersetzung der Schüler mit Selbstdeutungen und Selbstthematisierungen von Patienten gefördert werden (2010a, S. 30). Die Arbeit mit empirischen Studien zum Krankheitserleben kann laut Darmann-Finck ebenso im Unterricht genutzt werden, wie die Analyse von Tagebüchern, Erfahrungsberichten und Filmen durch die Schüler (2010a, S. 30).

Perspektive Institution/Gesundheitswesen

In dieser Kategorie stehen die normativen Maßstäbe, Interessen und Motive im Mittelpunkt, die das institutionelle Handeln, das Handeln von Entscheidungsträgern der Institutionen und das Handeln von Politikern leiten (Darmann-Finck, 2010a, S. 30). Es stehen vorerst die Beschreibungen im Mittelpunkt, ohne eine Bewertung vorzunehmen. Hierbei können z.B. unterschiedliche Ziele verschiedener Interessengruppen innerhalb einer Institution herausgearbeitet werden (2010a, S. 30).

Perspektive Pflegerisches Handeln

An dieser Stelle fließen aus Sicht der Pflegepraxis alle Kategorien zusammen. Das instrumentelle Regelwissen, das Sinnverstehen und die kritische Analyse der gesellschaftlichen Widersprüche werden in den Interaktionsprozess, der auf wechselseitige Anerkennung beruht, mit dem zu Pflegenden eingebracht (Darmann-Finck, 2010a, S. 30). Verständigungsprozesse erfolgen im Medium der Sprache sowie durch Berührung und Bewegung. Hier werden die Sinnzuschreibungen pflegerelevanter Situationen rekonstruiert und die Deutungs-, Reflexions- und kommunikative Kompetenz angestrebt, da sie neben der subjekt- und interaktionsorientierten Pflege auch für die Persönlichkeitsbildung der Schüler unabdingbar sind (Darmann-Finck, 2010a, S. 31).

Emanzipatorisches Erkenntnisinteresse

Dieses Erkenntnisinteresse hat einen abgeleiteten Status vom technischen und praktischen Erkenntnisinteresse. An dieser Stelle ist eine kritische Reflexion intendiert, die über den Einzelfall hinausgeht und die restriktiven und paradoxen gesellschaftlichen Strukturen der Pflege beleuchtet (Darmann-Finck, 2010a, S. 31). Hier „wird die Erkenntnis und Reflexion der Abhängigkeiten und Missachtungsformen in ihrer widersprüchlichen Struktur angestrebt" (Darmann-Finck, 2010a, S. 31). Indem die Auszubildenden gesellschaftlich geprägte Widersprüche einer Pflegesituation erkennen, werden sie zu einem reflexiven Umgang mit widersprüchlichen Anforderungen befähigt. Sie erarbeiten verschiedene Handlungsalternativen und bewerten diese hinsichtlich ihrer Folgen (2010a, S. 31).

Perspektive Pflegende

Hier spielen, in Anlehnung an Freud, Konflikte der Auszubildenden zwischen Es und Über-Ich eine Rolle, die sich aus einer Pflegesituation herauslesen lassen. Das Ziel des Unterrichts ist es, in diesem Zusammenhang die inneren Konflikte der Auszubildenden bewusst zu machen, sie zu reflektieren und dadurch beispielsweise starre Über-Ich Vorstellungen abzuschwächen oder ein kritisches Verhältnis gegenüber anscheinend feststehenden Regeln zu erreichen (Darmann-Finck, 2010a, S. 32).

Perspektive Patienten/Angehörige

Wenn pflegebedürftige Menschen nicht dazu in der Lage sind, ein von Erwachsenen erwartetes Verhalten zu zeigen (z.B. die eigenen Ausscheidungen zu kontrollieren), führt dies oftmals zu einem Gefühl von Scham. Diese inneren Konflikte des Patienten werden mit dem Ziel ermittelt, dass sich die Auszubildenden gesellschaftliche Normen bewusstmachen, die bei der psychischen Verarbeitung von Pflegebedürftigkeit zu berücksichtigen sind, um sie zu befähigen, diese nicht durch beispielsweise unsensible Kommunikation zu verstärken (Darmann-Finck, 2010a, S.32-33).

Perspektive Institution/Gesellschaft

Hier bezieht sich Darmann-Finck (2010a, S. 33) auf gesellschaftskritische, pflegewissenschaftliche Arbeiten (z.B. Friesacher und Honneth), die unterschiedlichen Widersprüche des Pflegeberufs aufgreifen. Beispiele hierfür sind z.B. der erhöhte Anspruch der Eigenverantwortung auf der einen Seite und die Kontrolle/Disziplinierung auf der anderen Seite oder aber der Widerspruch zwischen Fürsorge und Verlust der individuellen Autonomie des Patienten, wenn es darum geht Betreuungsverhältnisse zu etablieren (Darmann-Finck, 2010a, S. 33).

Perspektive Pflegerisches Handeln

Neben den institutionellen Widersprüchen und den innerpsychischen Konflikten der Akteure, ist das pflegerische Handeln durch eine ihm eigene Widersprüchlichkeit geprägt. Von professionell Pflegenden wird erwartet, dass ihre Entscheidungen begründet sind und auf gesichertem und nachprüfbarem Wissen basieren. Auf der anderen Seite sollen sie ihre Entscheidung so treffen, dass die Autonomie des Patienten weitestgehend erhalten oder wiederhergestellt wird (Darmann-Finck, 2010a, S. 33-34). Eine weitere Widersprüchlichkeit besteht zwischen der Asymmetrie zwischen Pflegenden und zu Pflegenden. Diese ist dadurch gekennzeichnet, dass Pflegende über die Möglichkeit verfügen, dem Patienten etwas aufzuzwingen oder Bedürfnisse zu verweigern. Auf der anderen Seite müssen Pflegende jedoch von einer symmetrischen Beziehung ausgehen, wenn sie ihre Pflegeleistungen darauf ausrichten wollen, die Autonomie des zu Pflegenden zu wahren bzw. wiederherzustellen. Eine unreflektierte Handhabung kann Machtmissbrauch und die Missachtung von existenziellen Patientenbedürfnissen zur Folge haben (Darmann-Finck, 2010a, S. 34).

6.3 Entwicklung von bildungsfördernden Curricula

Das Konzept der pflegeberuflichen Schlüsselprobleme und die pflegedidaktische Heuristik können als Orientierungsrahmen gesehen werden, mit denen sowohl einzelne Lehr-/Lernsituationen gestaltet, als auch ganze Curricula entwickelt werden können (Darmann-Finck, 2010a, S. 38). Nachdem pflegeberufliche Schlüsselprobleme empirisch ermittelt wurden, werden diese im Anschluss einer pflegedidaktischen Reflexion unter Einbeziehung der pflegedidaktischen Heuristik unterzogen. Dabei wird die Ermittlung von Bildungszielen und Bildungsinhalten beabsichtigt, die auf der Grundlage dieser Situation gewonnen werden können (2010a, S. 39). Durch die Heuristik werden allgemeine Ziele ermittelt, um davon ausgehend gezielt nach möglichen Inhalten (z.B. empirische oder theoretische Studien, Erfahrungsberichte und Filme) zu suchen, die eine Konkretisierung der allgemeinen Ziele ermöglichen. Es folgt die Zusammenfassung zu Sinneinheiten, die durch die Reduzierung auf exemplarische Inhalte und Ziele, Berücksichtigung der Lernendenvoraussetzungen und die curricularen Vorgaben entstanden sind (Darmann-Finck, 2010a, S 39).

Das Herzstück der Curricula, die auf Basis der Interaktionistischen Pflegedidaktik konzipiert sind, bilden die sogenannten „Lerninseln“. Sie stellen fächerintegrative Lehr-Lernsituationen dar und basieren auf pflegeberuflichen Schlüsselproblemen, die in besonderem Maße Bildungsziele ermöglichen (Darmann-Finck, 2010a, S. 19). Lerninseln beinhalten Ziele auf allen drei Zieldimensionen der pflegedidaktischen Heuristik und bieten laut Darmann-Finck insbesondere emanzipative Ziele zur Aneignung an (2010a, S. 37). In jeder Lernsituation sollten exemplarisch ein bis zwei gesellschaftliche Widersprüche aufgegriffen werden, mit dem Ziel emanzipative Ziele zu fördern (Darmann-Finck, 2010a, S. 39). Darmann-Finck empfiehlt pro Lernfeld (ca. 100 Unterrichtsstunden) die Integration von ein bis zwei Lerninseln. Auch wenn Lerninseln ein zentrales Element in der Entwicklung von Curricula unter Einbeziehung der Interaktionistischen Pflegedidaktik darstellen, sind sie ihr zufolge ein nicht hinreichendes curriculares Element. Weitere Elemente stellen fachsystematisch strukturierte, wie auch handlungs- und erfahrungsorientierte Lehr-/Lernsituationen dar. Sie zielen auf die Zieldimensionen des technischen oder praktischen Erkenntnisinteresses ab (Darmann-Finck, 2010a, S. 39). Ein Beispiel für die Entwicklung einer Lerninsel findet sich bei Darmann-Finck unter Mitarbeit von Sabine Muths (2009, S. 11-15).

6.4 Bildungsziele im Pflegeunterricht

Wie bereits beschrieben, konnte Darmann-Finck in ihrer Untersuchung drei Bildungskonzepte bei Lehrenden identifizieren: Regelorientierung, Fallorientierung und die Meinungsorientierung (Darmann-Finck, 2009, S. 2). Auf Grundlage dieser empirisch ermittelten Konzepte entwickelte Darmann-Finck ihre vorgestellte pflegedidaktische Heuristik, um zu Bildungs- und Zieldimensionen zu gelangen (Darmann-Finck, 2009, S. 2). Die angestrebten Zieldimensionen des regelgeleiteten Handelns, der reflexiven Könnerschaft und des verantwortlichen Handelns ergeben sich aus den Besonderheiten des Pflegeberufs als personenbezogenen Dienstleistungsberuf (Darmann-Finck, 2010b, S. 349). Aus einem Widerspruch zwischen regelgeleitetem Handeln und dem fallverstehenden Handeln, wie es in der pflegerischen Tätigkeit immer wieder erforderlich ist, ergeben sich zahlreiche weitere Widersprüche (Darmann-Finck, 2010b, S. 349). Neben gesellschaftlichen Widersprüchen sind auch innere Konflikte der Akteure insbesondere hinsichtlich Macht- und Abhängigkeitsverhältnissen vorzufinden, die von den Lernenden eine ideologiekritische Reflexion erfordern (Darmann-Finck, 2010b, S. 349). Aus diesen Besonderheiten resultieren dementsprechend spezifische Ziele, die anhand der drei aufgeführten Zieldimensionen erläutert (Darmann-Finck, 2010b, S. 349) und an dieser Stelle vorgestellt werden. Diese Zieldimensionen beschreiben berufliche Handlungskompetenzen, die laut Darmann-Finck nur teilweise in der schulischen Ausbildung erworben werden können (2010b, S. 349).

Regelgeleitetes Handeln zielt darauf ab, die Probleme des Patienten unter Bezug auf wissenschaftlich fundiertes Regelwissen zu analysieren und mit Hilfe eines systematischen Problemlösungsprozesses Unterstützungsangebote für den Patienten zu entwerfen und durchzuführen (Darmann-Finck, 2010b, S. 349). Das Erlangen von kognitiven Kompetenzen auf allen Anspruchsniveaus ist hier der Schwerpunkt der schulischen Ausbildung. Diese Kompetenzen müssen sich sowohl auf die Fachkräfte selbst, als auch auf ökonomische und organisatorische Aspekte beziehen (Darmann-Finck, 2010b, S. 349).

Reflexive Könnerschaft leitet sich aus der Einzigartigkeit eines jeden Pflegeempfängers ab. Sie erfordert, dass jede Problemlösung an die spezifischen Bedürfnisse des Patienten angepasst ist und Lösungsansätze somit in einem interaktiven Prozess gemeinsam mit dem Empfänger ausgehandelt werden (Darmann-Finck, 2010b, S. 350). Die Durchführung einer Aufgabe muss dialogisch vorgenommen werden und entzieht sich einer konkreten Planung im Voraus. Dafür ist die Kompetenz des hermeneutischen Fallverstehens notwendig, die Darmann-Finck als „Verstehen der lebensgeschichtlich geprägten Situationsdeutungen und der darin erhaltenen Motive und Strategien" definiert (2010b, S. 350). Pflegende müssen laut Darmann-Finck ein elementares Verstehen entwickeln, das eher implizit und intuitiv entsteht, jedoch schwer zu operationalisieren und zudem irrtumsanfällig ist (2010b, S. 350). Aufgrund dessen muss die Kompetenz des hermeneutischen Fallverstehens mit der Fähigkeit zur Reflexion und Korrektur der Situationsdeutung verknüpft sein (Darmann-Finck, 2010b, S. 351). Reflexion in der Handlung und Reflexion über die Handlung beschreiben unverzichtbare Fähigkeiten von Pflegefachkräften und müssen systematisch gefördert werden. Im schulischen Kontext ist hier besonders auf die „Reflexion über die Handlung" einzugehen, indem Handlungsprozesse retrospektiv analysiert, Wissen expliziert und Deutungen modifiziert werden (Dieterich & Reiber, 2014, S. 31). Für die Anbahnung einer reflexiven Könnerschaft sind laut Darmann-Finck (2010b, S. 354) insbesondere die Methoden geeignet, die darauf ausgerichtet sind die Fremd- und Selbstwahrnehmung zu fördern, sowie die Kommunikation zu verbessern (beispielsweise das situierte Lernen oder das erfahrungsbezogene Lernen).

Verantwortliches Handeln verfolgt das Ziel, sich die Zuständigkeit für die Folgen und Nebenfolgen des eigenen Tuns bewusst zu machen (Darmann-Finck, 2010b, S. 352). Das eigene Handeln wird zu verantwortlichem Handeln, wenn es Konsequenzen abwägt und an den universellen Prinzipien der Gleichheit, Freiheit und Gerechtigkeit ausrichtet, aber gleichzeitig die Besonderheiten des jeweiligen Einzelfalls berücksichtigt (2010b, S, 352). Diese Abwägung erfolgt vor dem Hintergrund gesellschaftlicher und ökonomischer Rahmenbedingungen. Pflegerische Versorgung ist durch ein hohes Maß an Macht und Herrschaft geprägt und wird ihr zufolge durch Ökonomisierungstendenzen derzeit noch verstärkt (2010b, S. 352). Neben institutionellen Widersprüchen sind auch innere Widersprüche bei den Pflegenden wirksam, wie z.B. der Widerspruch dazwischen einer Situation empathisch zu begegnen und sich dennoch gleichzeitig mit den eigenen Gefühlen des Ekels oder der Aggression konfrontiert zu sehen (Darmann-Finck, 2010b, S. 352). In der schulischen Ausbildung müssen an dieser Stelle ideologiekritische Reflexionsprozesse angeregt werden, anhand derer überflüssige Zwänge aufgedeckt und Emanzipationsprozesse initiiert werden (Darmann-Finck, 2010b, S. 352). Hierbei kommen vor allem Methoden zum Einsatz, die auf die Bewertung verschiedener Handlungsalternativen und ihrer Konsequenzen hinsichtlich bestimmter Werte und Ziele abheben (Darmann-Finck, 2010b, S. 356).

In allen drei Zieldimensionen kommen laut Darmann-Finck fallbezogene Methoden zur Anwendung. Neben der Erleichterung, erworbenes Wissens in beruflichen Situationen anzuwenden, sind fallbezogene Methoden auch auf Grund der Struktur des beruflichen Handelns selbst für personenbezogene Dienstleistungsberufe angezeigt (Darmann-Finck, 2010b, S. 352). Der Transfer vom Allgemeinen mit Blick zum Besonderen erfolgt im praktischen Handeln von Pflegekräften und bezieht sich stets auf einen Fall. Somit kann nur ein Fall als Bezugspunkt für Reflexionen der aufgeführten zweiten oder dritten Zieldimension von Darmann-Finck gesehen werden (2010b, S. 352-353). Hierauf wird im nächsten Gliederungspunkt vertiefend eingegangen.

7 Fallorientierung als didaktisches Prinzip

Eine zum Fall gewordene Situation bietet im Unterricht die Möglichkeit, diese Situation handlungsentlastend zu analysieren, Deutungen der jeweiligen Situation zu rekonstruieren und mögliche Handlungsalternativen zu entwickeln (Darmann-Finck, 2010b, S. 353). Durch den Fallbezug können Schüler Deutungen und Lösungen für mögliche oder reale Praxissituationen entwickeln, die dann auf ähnliche Situationen der Berufspraxis übertragen werden können (Darmann-Finck, 2010a, S. 21). Neben einem verbesserten Theorie-Praxistransfer bietet das Bildungskonzept der Fallorientierung nach Darmann-Finck zudem die Möglichkeit, eine Reflexion der Berufspraxis anzubahnen (2010a, S. 21).

An dieser Stelle wird der Blick auf die Fallorientierung in der Gesundheits- und Krankenpflegeausbildung gelegt, bevor Unterscheidungskriterien von Fällen vorgestellt werden. Den Abschluss bildet die Überleitung zur Ethik in der Ausbildung, indem die Fallorientierung in der Vermittlung ethischer Inhalte dargestellt wird.

7.1 Fallorientierung in der Pflegeausbildung

Fallarbeit in der Pflege hat im Kontext einer zunehmenden Orientierung in Richtung evidenzbasierter Pflege wachsende Bedeutung erlangt und blickt auf eine lange wissenschaftshistorische Tradition zurück (Remmers, 2016, S.7). Unter professionstheoretischer Perspektive, zeichnet sich die Professionalität in personenbezogenen Dienstleistungen durch eine Verschränkung von wissenschaftlichem Regelwissen mit der kontextgebundenen und situativen Besonderheit des Einzelfalls aus (Hülsken-Giesler, 2016, S. 17). Fallarbeit wird somit laut Hülsken-Giesler zu einem Kristallisationspunkt der Professionalisierung in allen personenbezogenen Dienstleistungen, der auch die Pflege zugeordnet wird (2016, S. 17).

Hundenborn modelliert ein Konzept der Pflegesituation, das kontextgebundene Anforderungsbereiche der Pflegetätigkeit beleuchtet (Dieterich & Reiber, 2014, S. 30) und definiert die folgenden fünf konstitutiven Merkmale einer Pflegesituation: „Der Pflegeanlass, das Erleben und Verarbeiten, die Interaktionsstrukturen, die Institution und der Pflegeprozess“ (Hundenborn, 2007, S. 45). Sie kommen ihr zur Folge in jeder Pflegesituation vor und können als Einflussgrößen auf das pflegerische Handeln gesehen werden. Aus diesen Grundlegungen des professionellen Pflegehandelns begründen

K. Sensen, *Ethik in der Krankenpflegeausbildung vermitteln*, Forschungsreihe der FH Münster, https://doi.org/10.1007/978-3-658-22189-8_7

Dieterich & Reiber (2014, S. 31) mit dem beschriebenen Konzept der Bildungsziele im Pflegeunterricht nach Darmann-Finck (2010b), „die Relevanz und Bedeutsamkeit fallorientierter Methoden in pflegeberuflichen Bildungsprozessen" (Dietereich & Reiber, 2014, S. 31).

Je nachdem, ob Fälle darauf ausgelegt sind Lernpotenziale im Bereich der zweiten oder dritten Zieldimension (*reflexive Könnerschaft* oder *verantwortliches Handeln*) anzuregen, oder das *regelgeleitete Handeln* fokussiert wird, müssen unterschiedliche Konstruktionsmerkmale beachtet werden (Darmann-Finck, 2010b, S. 353). Wenn im Bereich des verantwortlichen Handelns eine ideologiekritische Reflexion angeregt werden soll, schlägt Darmann-Finck vor, berufliche Schlüsselprobleme aufzugreifen (2010b, S. 353).

Fallorientierten Methoden kommt auf allen Zieldimensionen eine wichtige und bedeutsame Rolle zu (Dieterich & Reiber, 2014, S. 31). Hierzu hat Darmann-Finck nachfolgende Systematik entwickelt, in der sie den genannten Zieldimensionen verschiedene Formen des fallbezogenen Lernens zuordnet.

Tabelle 5 Systematik fallbezogenen Lernens nach Unterrichtszielen (Darmann-Finck, 2010b, S. 354).

Berufliche Kompetenzen	**Ziele für den Lernort Schule**	**Geeignete Methoden fallbezogenen Lernens am Lernort Schule**
Regelgeleitetes Handeln	Erklären, Analysieren, Entwickeln und Bewerten von Problemlösungen auf Basis von Regelwissen	z.B. Fallstudien (Kaiser, 1983, 1985), problemorientiertes Lernen (Schwarz-Govaers, 2003)
Reflexive Könnerschaft	Systematisches Verstehen und Reflektieren von authentischen beruflichen Situationen, Einüben von Kommunikation	z.B. situiertes Lernen (Holoch, 2002), szenisches Spiel (Oelke, Scheller, Ruwe, 2000), biografieorientiertes Lernen, Fallbesprechungen (Gudjons, 1977), Rollenspiel (van Ments, 1998)
Verantwortliches Handeln	Reflexion von gesellschaftlichen Abhängigkeiten in ihrer widersprüchlichen Struktur	z.B. Dilemmadiskussion (Lind, 2003), fallrekonstruktives Lernen (Darmann-Finck, Böhnke, Straß, 2009), ethische Fallreflexion (Rabe, 2005)

Es wird deutlich, dass in dieser Arbeit der Schwerpunkt auf die *reflexive Könnerschaft* und das *verantwortliche Handeln* gelegt wird. Dementsprechend wird hier nur kurz das Konzept des problemorientierten Lernens (POL) vorgestellt, welches dem regelgeleiteten Handeln zuzuordnen ist, bevor im Anschluss daran der Schwerpunkt auf die zweite Zieldimension gelegt wird. Der Pflegeunterricht ist bisher weitgehend durch das Konzept der Regelorientierung geprägt (Darmann-Finck, 2010a, S. 22), reflexive Könnerschaft und verantwortliches Handeln kommen bisher nur ansatzweise zum Tragen (Darmann-Finck, 2010b, S. 358).

Ein etablierter Ansatz zur Arbeit mit problemhaltigen Fällen bietet das Konzept des POL. Hierbei beginnt der Lernprozess mit einer Problemstellung bzw. einer Situationsbeschreibung, die noch vor der Auseinandersetzung der Lernenden mit dem betreffenden Unterrichtsstoff steht (Schwarz-Govaers, 2008, S. 14). Das Konzept verläuft systematisch entlang eines schrittweise gesteuerten Erkenntnisprozesses, indem zunächst der vorliegende Fall gedeutet wird und im Anschluss daran Ziele formuliert und Interventionen geplant werden (Dieterich & Reiber, 2014, S. 26). Der Erarbeitungsprozess ist von der Identifikation und Aneignung des notwendigen Fachwissens geprägt und erfolgt gewöhnlich in Gruppen. (Dieterich & Reiber, 2014, S. 26). Dabei bedienen sich die Lernenden der Methode des sogenannten „Siebensprungs", die im Folgenden dargestellt wird (Schwarz-Govaers, 2008, S. 15).

Neben der Bearbeitung von Problemen, können fallorientierte Methoden auch mit der Intention durchgeführt werden, vorhandenes Wissen zu festigen und Handlungsstrategien einzuüben (Dieterich & Reiber, 2014, S. 26).

Laut Darmann-Finck (2008, S. 63) stellt das POL ein vielversprechendes Lehr-/Lernkonzept dar, um transferfähiges Wissen und Können zu fördern. Sie verweist auf unterschiedliche Ausrichtungen des Konzepts und kritisiert, dass oftmals der Schwerpunkt auf die Problemlösung oder den Erwerb von kontextbezogenen Wissens gelegt wird (2008, S.63). Sie stellt dieser Ausrichtung einen POL-Ansatz gegenüber, der insbesondere das Deutungswissen und die Förderung des hermeneutischen Fallverstehens anregen soll (2008, S. 63) und dementsprechend die reflexive Könnerschaft fokussiert. Das hermeneutische Fallverstehen wird in pflegedidaktischen Arbeiten als zentrale Kategorie aufgeführt (Dütthorn & Gemballa, 2013, S. 16). Dabei

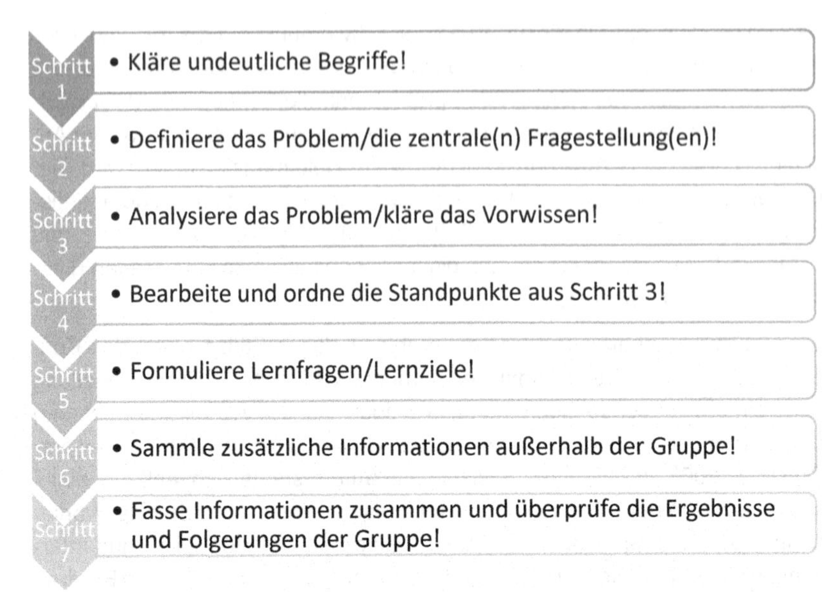

Abbildung 1 Der Siebensprung beim POL (Inhalt: Schwarz-Govaers, 2008, S. 16; Darstellung als Abbildung durch die Autorin).

handelt es sich um ein sinnverstehendes Verfahren, „mit welchem ein Einzelfall (bspw. eine Krise in einer Familie/ eines Individuums etc.) im Kontext seiner Entstehungsgeschichte, seiner sozialen Umwelt sowie insbesondere vor dem Hintergrund seiner individuellen Situativität und Individualität betrachtet wird“ (Dütthorn & Gemballa, 2013, S. 16). Nach Meinung von Greb avanciert die hermeneutische Fallkompetenz im Rahmen der Professionalisierung der Pflegeberufe zu einer Berufskompetenz, „um den pflegerischen Situationen in ihrer jeweiligen Kontingenz und Individualität gerecht zu werden“ (2010, S. 144). Dem schließen sich Dütthorn & Gemballa an und sehen das hermeneutische Fallverstehen als „Kernkompetenz pflegerischen Handelns“ (2013, S. 9). Greb definiert die hermeneutische Fallkompetenz als die Fähigkeit, „generalisiertes Wissen auf wechselnde Situationen personenbezogen anzuwenden“ (Greb, 2010, S. 144).

In Pflegesituationen liegt der Fokus der hermeneutischen Vorgehensweise auf der subjektiven Seite der Situation und spielt somit vorrangig im Krankheitserleben und der Krankheitserfahrung eine Rolle (Hundenborn, 2007, S. 101). Von den Pflegekräften wird laut Hundenborn an dieser Stelle eine empathisch-verstehende Interpretation der Pflegesituation verlangt, an der die jeweilige Intervention angepasst ist. Hermeneutisches Fallverstehen ermöglicht es laut Dütthorn und Gemballa den Pflegenden die entsprechenden Bedürfnisse und die persönliche Sichtweise der Patienten zu verstehen und daran anknüpfend auf Verhaltensmuster und mögliche Probleme einzugehen, aber dennoch unter Berücksichtigung weiterer Kontextfaktoren eine professionelle Unterstützung anzubieten (2013, S. 16). Dabei wird auf das Erkennen von verschiedenen Deutungsperspektiven des jeweiligen Einzelfalls abgezielt (Dütthorn & Gemballa, 2013, S. 16).

Zur Förderung des hermeneutischen Fallverstehens ist laut Darmann-Finck bei der Konstruktion von Fallsituationen für den Unterricht darauf zu achten, ein interaktionistisches Pflegeverständnis zugrunde zu legen, um somit die Fähigkeit zur reflexiven Deutung von Pflegesituationen zu fördern (2008, S. 63). Ein krankheitsorientiertes Pflegeverständnis ist laut der Autorin an dieser Stelle nicht hinreichend, um reflexive Deutungskompetenz zu erlangen (Darmann-Finck, 2008, S. 69). Pflegende treffen beim interaktionistischen Pflegeverständnis auf komplexe Pflegesituationen, die einer Deutung bedürfen. Da es eine Vielfalt möglicher Deutungen gibt, muss die erlangte Deutung mit dem Patienten ausgehandelt werden (Darmann-Finck, 2008, S.63). Berücksichtigt man diese Forderungen, sind Fallsituationen laut der Autorin interdisziplinär und multidimensional anzulegen (2008, S. 63). Reflexive Deutungen können nur durch die Lernenden erlernt werden, indem sie tun, was sie lernen sollen: ihre Deutungen von Praxissituationen reflektieren und alternative Deutungen entwickeln (Darmann-Finck, 2008, S. 70).

Der Vollständigkeit halber werden in Anhang L und M die Theorie der Hermeneutik und die Methodologie der objektiven Hermeneutik kurz dargestellt. Diese dienen oftmals als Legitimation des hermeneutischen Fallverstehens, sind aber für die vorliegende Arbeit nicht handlungsleitend.

Komplexe Falldarstellungen werden dem Anspruch des Lernfeldkonzeptes nach einer umfassenden Kompetenzförderung gerecht, indem nicht nur den beruflichen Erfahrungen, sondern auch der Persönlichkeitsentwicklung ein Stellenwert eingeräumt wird (Schneider, 2006, S. 24). Die fächerübergreifende Struktur des Lernfeldkonzeptes bietet gute curriculare Bedingungen für die Anwendung von fallorientierten Methoden in der Pflegeausbildung (Darmann-Finck, 2010b, S. 353; Dieterich & Reiber, 2014, S. 27). Im Rahmen der Fallarbeit werden zum einen realitätsnahe Problem- und Aufgabenstellungen des Berufsfeldes aufgegriffen und zum anderen vielfältige Perspektiven des Falls analysiert, aufgedeckt und untersucht (Schneider, 2006, S. 24).

In der Literatur finden sich eine Vielzahl von Begriffen und Bezeichnungen, wenn es um die Arbeit mit Fällen und das Fallverständnis im Unterricht geht. In diesem Zusammenhang finden sich u.a. die Begriffe der Fallmethode, Fallarbeit, Fallsituation, Fallbesprechung oder des Fallbeispiels (Muster-Wäbs, Ruppel & Schneider, 2011, S. 15). Erläuterungen und Erklärungen hierzu sind oftmals widersprüchlich und führen zu Verständigungsproblemen zwischen Lehrenden, wenn gleiche Begriffe unterschiedlich ausgelegt werden (Hundenborn, 2007, S. 35). In dieser Arbeit geht es vorrangig um die Fallorientierung als didaktisches Prinzip. Auf die unterschiedlichen Bezeichnungen wird im Folgenden nicht weiter eingegangen, eine ausführliche Veröffentlichung zu der Arbeit mit Fällen findet sich in der Dissertation von Steiner (2004). Diese dient verschiedenen Autoren in diesem Zusammenhang als Legitimation. Zentrale Begrifflichkeiten und eine Typologie zur Einteilung von Fällen daraus finden sich in dieser Arbeit der Vollständigkeit halber im Anhang K.

7.2 Unterscheidungskriterien

Bei der Arbeit mit Fällen können unterschiedliche Ziele verfolgt werden. Zudem können verschiedene Arten von Fällen und der jeweilige Bezug der Lernenden zu den Fällen variieren. Diese Kriterien spielen bei der Konstruktion von Fällen eine wichtige Rolle.

Es folgt eine Tabelle, die häufige Unterscheidungskriterien bei der Arbeit mit Fällen gegenüberstellt. Hauptbezugspunkte dafür sind Veröffentlichungen aus dem pflegerischen Bereich, die sich mit der Thematik beschäftigen. Die Autorinnen und Autoren beziehen sich in ihren Veröffentlichungen häufig auf die Dissertation von Steiner (2004).

Tabelle 6 Unterscheidungskriterien von Fällen (Inhalt: Hundenborn, 2007, S. 39 & Muster-Wäbs et al., 2011, S. 16-17; Darstellung durch die Autorin).

Ziel (Hundenborn, 2007, S. 39 & Muster-Wäbs et al., 2011, S. 17)	*Entscheidungs- und Problemlösekompetenz der Lernenden fördern:* • aktive Einflussnahme der Lernenden auf den Fall • offener Fall • Probleme werden gelöst, eine anstehende Entscheidung wird getroffen	*Hermeneutische Kompetenz der Lernenden fördern:* • kein aktives Eingreifen der Lernenden im Sinne einer Problemlösung erforderlich • geschlossener Fall

Ziel (Hundenborn, 2007, S. 39 & Muster-Wäbs et al., 2011, S. 17)	→ reflektieren, entscheiden und lösen	• Perspektiven werden geändert, dadurch werden Interpretations- und Deutungsmöglichkeiten erweitert → interpretieren und verstehen anderer Handlungen und Verhaltensmuster
Art (Muster-Wäbs et al., 2011, S. 16)	*Offene Fälle* • verlangen Problemlöse,- Entscheidungs-, und Beurteilungskompetenz von Lernenden • Aufgabenstellung fordert zur Reflexion, Entscheidung und Lösung auf, um u.a. später im Praxisfeld agieren zu können	*Geschlossene Fälle* • fördern insbesondere hermeneutische Kompetenz • Alltags-Verstehen wird in beruflichen Situationen durch Reflexion auf andere Verstehens-Ebene gebracht • hermeneutische Vorgehensweise in der Fallbearbeitung ermöglicht Selbst- und Sinnbestimmung der Lernenden (Zielke-Nadkarni, 2006, S. 44)
Beziehung zu den Lernenden (Hundenborn, 2007, S. 39)	*Selbst erlebt durch Lernende (reale Fälle):* • unmittelbarer Erfahrungsbezug: -Handelnde in der Situation -Beobachter im Rückblick auf die Situation • Rückfragen sind möglich, Informationen können ergänzt werden • durch tiefere Einsicht in eigenes Handeln wird Reflexionsfähigkeit gefördert → Einmaligkeit des Fallgeschehens	*Lernende waren nicht als Handelnde eingebunden (didaktische Fälle, konstruierte Fälle):* • Fälle werden durch Lehrende ausgewählt und bearbeitet (hinsichtlich curricularer Vorgaben, verfolgter Ziele) • liegen oftmals schriftlich vor, können aber auch mediendidaktisch aufbereitet sein: Film, Hörspiel, Theaterinszenierung, Kurzgeschichten, Romane → Verwendung für unterschiedliche Lerngruppen möglich

Eine weitere Unterscheidung ist nach den verschiedenen Erzählperspektiven möglich. Diese spielt bei didaktisch aufbereiteten Fällen eine wichtige Rolle und ermöglicht den Lernenden verschiedene Perspektiven gezielt einzuüben. Durch eine bewusste Auswahl an Erzählperspektiven können zudem verschiedene Unterrichtsziele durch die Lehrenden entsprechend betont werden (Hundenborn, 2007, S. 64). Die folgende Tabelle stellt unterschiedliche Erzählperspektiven und ihre jeweiligen Merkmale und Ziele dar.

Tabelle 7 Erzählperspektiven in der Arbeit mit Fällen (Inhalt: Hundenborn, 2007, S. 64-68 & Rohde, 2006, S: 27; Darstellung durch die Autorin).

Erzählperspektiven / **Merkmale**	*Allwissender Erzähler bzw. auctoriale Erzählperspektive*	*Ich-Erzähler*	*Er-Perspektive*
Erklärung	• Schilderung aus Sicht eines neutralen Beobachters • Erzähler ist nicht unmittelbar am Geschehen beteiligt • Gedanken und Gefühle von unterschiedlichen Personen können dargestellt werden • Aussagen sind neutral und klar gegliedert	• selbst in die Handlung involviert • subjektive Sicht der Dinge wird wiedergegeben • es geht in erster Linie darum, was ein Ereignis für diese Person bedeutet • einzelne Situationsbestandteile werden ggf. nicht erwähnt, einzelne Bestandteile demgegenüber stark ausgeschmückt • Aussagen sind oftmals ungeordnet	• Perspektive fokussiert die Wahrnehmung der Situation aus der Sicht einer am Fallgeschehen involvierten Person • Erzähler ist ein außenstehender, neutraler Beobachter • Situationsschilderung ist objektiv: Informationen können als gegeben angesehen werden • Fokussieren Situationswahrnehmung aus der Sicht einer am Fall beteiligten Person • Aufmerksamkeit bei Bearbeitung kann auf einzelne Person gelenkt werden
Ziel	→Förderung der selbständigen Informationsbeschaffung und –bewertung	→Förderung des verstehenden Zugangs zur Lebens-	→Förderung hermeneutischer Kompetenz

Erzählperspektiven / Merkmale	*Allwissender Erzähler bzw. auctoriale Erzählperspektive*	*Ich-Erzähler*	*Er-Perspektive*
Ziel	→Förderung der umfassenden Problemanalyse und –lösung →Förderung der Entscheidungsfähigkeit und Lösungskritik	welt und Erlebenswelt andere Menschen →Förderung sozialer Sensibilität und Empathiefähigkeit →Förderung hermeneutischer Kompetenz	
Vordergründige Kompetenz	➢ Methodische Kompetenz	➢ Soziale Kompetenz	➢ Soziale Kompetenz

Des Weiteren ist von Bedeutung, ob die Situation aus der Perspektive der Pflegekraft, eines Patienten oder eines Angehörigen erzählt wird. Diese Entscheidung intendiert, mit wem sich die Lernenden in der Situation identifizieren und forciert die Auseinandersetzung mit dieser Person und seiner Rolle (Rohde, 2006, S. 27).

7.3 Fallorientierung in der Vermittlung ethischer Inhalte

„Ethische Prinzipien und Theorien verlieren ihren Sinn, wenn ihr Bezug zu konkreten Situationen und Geschichten menschlicher Praxis, in denen wir moralisch handeln, aus dem Blick gerät" (Rehbock, 2005, S. 206). Konkrete Fallgeschichten dienen in der Vermittlung ethischer Inhalte nicht lediglich der nachträglichen Veranschaulichung oder Anwendung moralischer Normen, Prinzipien und Theorien. Es ist erst im Kontext einer konkreten Lebenssituation zu begreifen, was es heißt, moralisch zu handeln, die Autonomie des Menschen und die Menschenwürde zu achten, sich gerecht zu verhalten, oder für das Wohl eines Menschen zu sorgen (Rehbock, 2005, S. 206). Die Arbeit mit Fällen ist daher „sowohl Quelle und Ziel als auch unverzichtbares Medium einer allgemeinen Kultur ethischer Reflexion" (Rehbock, 2005, S. 207).

Laut Rabe (2012, S. 119) gilt es „als ein Königsweg der Vermittlung von Ethik", eine konkrete Situation zum Ausgangspunkt ethischer Reflexion zu machen. Dieses Vorgehen ermöglicht, dass eine Situation aus der Praxis mit theoretischem Wissen verbunden werden kann. Vorgeordnet muss sich die

Lehrkraft jedoch die Frage stellen, welches Ziel sie mit dem Fall verfolgt. Eine mögliche Variante ist es, dass ethische Dilemma lösungsorientiert zu bearbeiten. Eine andere Möglichkeit ist z.B. prozessorientiert die Moderationskompetenz der Lernenden einzuüben (Rabe, 2012, S. 119).

Laut Schnell & Seidlein (2016, S. 230) stellen Fälle einen Ausgangspunkt für eine praxisnahe ethische Reflexion dar. Es liegt nahe, im Ethikunterricht mit Fallgeschichten zu arbeiten, da Prinzipien situationsangemessen mit Inhalt gefüllt werden und somit die Urteilskraft der Schüler gefördert wird (Rabe, 2009, S. 146). Falldiskussionen dienen der Stärkung und Schulung der Urteils-, Argumentations-, und Reflexionsfähigkeit. Weiterhin werden dadurch eigene Wertmaßstäbe geschult und moralische Probleme sowie ethische Prinzipien bearbeitet (Nordmann, 2005, S. 12-13). Das grundsätzliche Anliegen von Fallbesprechungen im Ethikunterricht liegt im Herausarbeiten ethischer Konflikte und in deren Zurückführung auf zugrundeliegende ethische Prinzipien bzw. die Verletzung dieser (Hofmann, 2005, S. 198).

Durch die Arbeit mit Fallgeschichten bietet sich die Möglichkeit induktiv zu lernen: anhand spezieller Situationen wird das Allgemeine gezeigt und die spezielle Bedeutung der konkreten Situation verstanden. Im Ethikunterricht der Pflegeausbildung sind das Allgemeine z.B. berufsethische Regeln, ethische Prinzipien sowie institutionelle oder gesellschaftliche Rahmenbedingungen (Rabe, 2009, S. 146). Zudem ermöglichen Fallanalysen affektive und kognitive Fähigkeiten gleichzeitig zu schulen (Großklaus-Seidel, 2002, S. 207).

Die Arbeit mit Fällen stellt eine eigene ethische Lernmethode dar (Rabe, 2009, S. 145), die durch die praktische Ausrichtung des Berufes und der Bedeutung von Erfahrungen naheliegend ist (Rabe, 2005, S. 132). Jedoch sind nicht nur erfahrungsorientierte Methoden geeignet, um ethische Kompetenz zu fördern. Reflexion setzt ein Abstandnehmen vom eigenen Erleben voraus, um die Auszubildenden in ihren kognitiven und analytischen Fähigkeiten zu stärken, damit sie formulieren, argumentieren und begründen können (Rabe, 2005, S. 132). Bei der Auswahl von Fallgeschichten im Rahmen des Ethikunterrichts sollten die folgenden Aspekte beachtet werden (Rabe, 2012, S. 119):

- Die Situationen des Falls sollten nicht auf pflegerisch-medizinische Fakten beschränkt sein.
- Die Umstände der Situation sollten den Lernenden vertraut sein.

- Die Situation des Betroffenen sollte möglichst anschaulich und einprägsam beschrieben sein.

Ein ganzes Werk zur Arbeit mit Fallgeschichten in der Pflegeethik hat die Arbeitsgruppe *Pflege und Ethik* der Akademie für Ethik in der Medizin (AEM) 2005 herausgegeben und richtet sich damit speziell an Lehrende des Faches Ethik im Gesundheitswesen (Nordmann, 2005, S. 12). In ihrem Werk „Für alle Fälle..." (2005) stellen sie unterschiedliche Fälle vor und unterziehen sie anschließend einer ethischen Reflexion. Im zweiten Teil des Buches werden außerdem theoretische und methodische Reflexionsformen in der Arbeit mit Fällen dargestellt, die als Fundierung der Falldiskussionen gesehen werden.

Lay (2012, S. 367) plädiert dafür, im Ethikunterricht innerhalb der Gesundheits- und Krankenpflegeausbildung sowohl selbst erlebte und persönliche Fallbeispiele der Schüler, als auch entnommene Fallbeispiele aus der Literatur zu verwenden. Diese Entscheidung muss ihm zufolge situationsangemessen und an der jeweiligen Lerngruppe orientiert getroffen werden. Fälle können im Ethikunterricht schriftlich verteilt, vorgelesen oder im Rollenspiel aufgeführt werden. Eine weitere Möglichkeit, die insbesondere die emotionale Seite einer Fallgeschichte berücksichtigt, stellt das Medium Film dar (Schmidt, 2005, S. 182). Der Umgang mit Gefühlen wird laut Schmidt in ethischen Fallbesprechungen oftmals unterschätzt. Emotionale Verstrickungen können besonders in Filmen eindrücklich dargestellt und im Anschluss reflektiert werden (2005, S. 182). Wenn die Schüler selbst emotional vom Film ergriffen sind, kann laut Schmidt (2008, S. 34) dadurch verdeutlicht werden, worauf die ethische Reflexion abzielt: es geht darum, die Ebenen zu wechseln und *„von den Gefühlen zu den Argumenten zu gelangen*" (Schmidt, 2008, S. 34, Hervorhebung im Original).

Wenn es um die Vermittlung ethischer Inhalte in der Ausbildung geht, ist es wesentlich, die Lernenden zum Abstand nehmen in einer Situation zu befähigen, damit unterschiedliche Perspektiven wahrgenommen und analysiert werden. Die Reflexion der Moral stellt den Kern der Ethik dar. Das Bemerken von ethischen Problemen geht oftmals mit einem unguten Gefühl der Betroffenen einher. Wenn mit einem Fall im Unterricht dieses Gefühl zustande kommt und dies zwar als Ausgangspunkt, nicht aber als einzige Ebene für eine Diskussion dient, ist ein wertvoller Aspekt erfüllt. Die Lernenden werden mit einer Grenzsituation konfrontiert und setzen sich argumentativ und reflexiv mit ihr auseinander. Nordmann beschreibt, dass ein Fall im Ethikunterricht dann seine Funktion erfüllt hat, wenn sich die Lernenden im Anschluss daran in der Lage sehen, „die eigene Position sowie die Position anderer reflexiv zur Kenntnis zu nehmen und gegeneinander abzuwägen" (Hofmann, 2005, S. 199).

Als Beispiel für die wissenschaftstheoretische Tradition der Fallarbeit in der Pflege verweist Remmers auf die Lehre der Kasuistik im Rahmen der Ethik und auch der ärztlichen Heilkunde (2016, S. 7). Die Kasuistik hat einen Einfluss auf die Medizinethik (Rabe, 2009, S. 146) und wird der Vollständigkeit halber im Anhang N kurz erläutert. Für die vorliegende Arbeit spielt sie nur eine untergeordnete Rolle.

8 „Ethik in der Pflegeausbildung" als didaktisches Konzept

Marianne Rabe beschreibt in ihrer Dissertation „Ethik in der Pflegeausbildung" (2009) ein Konzept zur Vermittlung ethischer Inhalte in der Ausbildung. Zunächst beschreibt sie grundlegende Voraussetzungen für den Ethikunterricht in der Ausbildung und führt im Anschluss eine Sachanalyse zum Thema Ethik durch. Daran anschließend geht sie auf die Didaktik ein und stellt in einem zweiten Teil ihr Konzept für den Ethikunterricht vor. Im Anschluss gibt sie Anregungen für beispielhafte Unterrichtseinheiten.

Unterrichtskonzept

Rabe verfolgt mit ihrem Unterricht in der Ausbildung das Ziel, den Auszubildenden ein ethisches Grundwissen zu vermitteln und Diskurserfahrungen zu ermöglichen, damit sie sich selbstbewusst in Entscheidungsfindungen und z.B. Ethikgremien einbringen können (2009, S. 299). Ihr zufolge ist es notwendig sowohl ethische Theorien und Konzepte in Form von Wissensvermittlung im Unterricht zu verorten, als auch die Auseinandersetzung mit der eigenen Praxis zu thematisieren (2009, S. 209). Wenn Ethik als Teil der Praxis gesehen wird, und als eine fortlaufende Reflexion des eigenen moralischen Handelns und seiner Rahmenbedingungen, gehört ethische Reflexion laut Rabe zu den Grundkompetenzen, die es gilt in der Ausbildung zu fördern (Rabe, 2009, S. 209).

Ethik sollte als konstitutive Perspektive ständig im Unterricht mitlaufen und entsprechend fächerübergreifend in verschiedene Lernsituationen eingebaut werden (2009, S. 209). Aufgrund seiner universellen Bedeutung für die Professionalität der Pflegeberufe sieht Rabe Ethik als ein Querschnittsthema, das nicht nur als eigener Bereich unterrichtet wird, sondern aus übergeordneter Perspektive und als Maßstab verschiedene Themen und Situationen beleuchten soll (Rabe, 2009, S. 246). Rabe nennt folgende drei Hauptelemente der Ethik, die ihr Konzept prägen (2009, S. 247-247):

- der enge Bezug auf die philosophische Anthropologie (insbesondere in Grenzsituationen die Rückbesinnung auf die *conditio humana*)
- die sechs ethischen Prinzipien: Fürsorge, Autonomie, Dialog, Verantwortung, Gerechtigkeit, Würde (insbesondere das Verhältnis von Fürsorge und Autonomie)

K. Sensen, *Ethik in der Krankenpflegeausbildung vermitteln*, Forschungsreihe der FH Münster, https://doi.org/10.1007/978-3-658-22189-8_8

- die Einübung der ethischen Reflexion (insbesondere im Hinblick auf konkrete Problemsituationen der Praxis und auf die Mitarbeit der Pflegenden in Ethik-Gremien)

Thematisch findet sich der Themenkomplex „Tod und Sterben“ oftmals im Bereich der Ethik wieder, auch wenn nur einzelne Aspekte (z.B. Sterbehilfe und Therapiebegrenzung) ethische Themen in diesem Kontext darstellen (Rabe, 2009, S. 243). Rabe stimmt Ruth Schröck (1995, S. 319) und ihrer Auffassung zu, dass es nicht ausreicht sich im Ethikunterricht auf das Thema Tod zu beschränken. Die ethische Reflexion soll laut Rabe mehr vom eigenen pflegerischen Handeln ausgehen, als das bislang der Fall ist (Rabe, 2009, S. 243). Dennoch sind Pflegende wie keine andere Berufsgruppe mit der Angst vorm Sterben und dem Tod konfrontiert, so dass dieses Thema laut der Autorin mehrfach in der Ausbildung aus verschiedenen Perspektiven thematisiert werden muss (Rabe, 2009, S. 243).

In ihrem Konzept gibt Marianne Rabe ein Beispiel für die Verteilung und Bearbeitung ethischer Inhalte in der Gesundheits- und Krankenpflegeausbildung (2009, S. 249-250), indem sie sich auf ein Curriculum von Oelke & Menke (2002) bezieht.

Rabe (2009, S. 249) empfiehlt, zwei Grundlageneinheiten zu konzipieren und diese der Lerneinheit *Ethische Herausforderungen für Pflegende* zuzuordnen. Darin soll z.B. das Verhältnis von Pflege, Ethik und Anthropologie in einer ersten Einheit mit 16 Stunden unterrichtet werden. Die zweite Grundlagen-Einheit (ebenfalls 16 Stunden) befasst sich u.a. mit Methoden der Falldiskussion und Entscheidungsfindung, berufsethischen Kodizes, klinischer Ethik und Wertorientierung.

Neben den aufgeführten Grundlageneinheiten empfiehlt Rabe in ihrem Unterrichtskonzept, die von ihr genannten sechs Prinzipien (s.o.) mit jeweils einem Inhalt exemplarisch zu bearbeiten und diesem einer bestimmten Fragestellung zuzuordnen um sie somit zu konturieren (Rabe, 2009, S. 248). Als Beispiel ordnet Rabe ihr Prinzip der Verantwortung der Lerneinheit I.3.4. *Pflegequalität sichern* zu und geht thematisch auf die ethischen Aspekte der Qualität und den Umgang mit Fehlern ein. Dafür veranschlagt sie 4 Stunden (Rabe, 2009, S. 249). Zudem hat sie eine Einheit zu den Grenzfragen am Anfang des Lebens und zwei Einheiten zu den Grenzfragen am Ende des Lebens konzipiert, in denen sie z.B. den Schwangerschaftsabbruch und Behinderungen sowie Sterbehilfe und Organtransplantation als Themen vorschlägt (2009, S. 249-250).

Insgesamt umfasst ihr Unterrichtskonzept neun Einheiten, deren Reihenfolge sich nach den Gegebenheiten der Schule richtet. Sie favorisiert jedoch die erste Grundlageneinheit im Einführungsblock anzubieten und hält eine Verteilung der Einheiten auf alle drei Ausbildungsjahre für ratsam (Rabe, 2009, S. 248). Zudem ist es ihrer Meinung nach sinnvoll, Ethik-Einheiten im Anschluss an die pflegefachlichen, rechtlichen und medizinischen Grundlagen einzuplanen (2009, S. 250).

Auf die methodische Aufbereitung dieser Inhalte geht Rabe jeweils in den Erläuterungen zu ihren Inhalten kurz ein. In einem späteren Beitrag nennt sie, neben der Arbeit mit Fällen und Geschichten, zudem die Methoden der Textarbeit und des POL als Möglichkeiten um Ethik zu vermitteln (2012, S. 120). Um Empathie und die Fähigkeit zum Perspektivenwechsel zu fördern, empfiehlt sie außerdem selbsterfahrungsorientierte Methoden (Rollenspiel, szenisches Spiel oder Phantasiereisen) im Ethikunterricht einzusetzen (Rabe, 2012, S. 120). Solche nicht-kognitiven Methoden sollten in einem Lehr-Lernarrangement eingebaut werden, in dem ein Hin- und Herbewegen zwischen Theorie und Erfahrung ermöglicht wird (2012, S. 120).

Reflexionsmodell als Entscheidungshilfe

Neben dem aufgeführten Konzept zur Unterrichtsplanung und Verteilung hat Rabe 2005 bereits ein Reflexionsmodell erarbeitet, das von Muster-Wäbs et al. (2011, S. 94-98) als didaktischer Ansatz für die Pflegeausbildung vorgeschlagen wird. Muster-Wäbs et al. füllen das Modell von Rabe mit Mikromethoden sowie Tipps und geben zudem Hinweise auf die Rolle der Lehrenden und Lernenden in den jeweiligen Phasen.

Die Pflege an sich trifft laut Rabe selbst keine Behandlungsentscheidungen. Während der Pflege werden zwar ständig Entscheidungen getroffen, jedoch betreffen diese den Umgang mit dem Patienten oder die Art des Vorgehens (Rabe, 2005, S. 133). Pflegeethische Probleme sind laut Rabe oftmals keine klassischen Dilemmata. Sie liegen ihr zufolge eher im Bereich der Zusammenarbeit, des institutionellen Umfelds oder im Umgang mit dem Patienten (2005, S. 133). Mit dem Blick auf das Bildungsziel der ethischen Kompetenz und unter Berücksichtigung pflegeethischer Probleme, erscheint Rabe die Übung der Reflexion wichtiger als die Kompetenz eine ethische Entscheidung zu treffen, auch wenn ihr Modell dazu genutzt werden kann (2005, S. 133). Eine Entscheidungsfindung ist mit Rabes Modell auch möglich, der Sinn ihres Modells liegt jedoch darin, „die wichtigsten Punkte, die zu einer reflexionsorientierten Falldiskussion nötig sind, in einer sinnvollen Reihenfolge zu benennen.“ (Rabe, 2009, S. 152). Dieses Modell kann eine Hilfestellung für die Moderatoren und für die Lernenden darstellen. Es ist hilfreich, um eine Diskussion davor zu bewahren einen Detailaspekt einseitig zu betonen oder davor, eine Diskussion in Beliebigkeit abgleiten zu lassen (Rabe, 2005, S. 137). Ihr Modell umfasst die folgenden Phasen (Rabe, 2009, S. 153), die im Anschluss kurz erläutert werden:

1. Situationsanalyse	
Persönliche Reaktionen	
Die Sicht der anderen: Perspektive aller am Fall beteiligten Personen	
Alternative Handlungsmöglichkeiten	
2. Ethische Reflexion	
Benennung des ethischen Problems	
Formulierung der normativen Orientierungen und übergeordneten Prinzipien, die für die Situation von Bedeutung sind	
Verantwortungsebenen:	persönlich institutionell gesellschaftspolitisch
3. Ergebnisse	
Ethisch begründete Beurteilung	
Konsens/Dissens	
Nötige praktische Konsequenzen und ihre Durchsetzung	

Abbildung 2 Modell für die ethische Reflexion (Inhalt: Rabe, 2009, S. 153; Darstellung durch die Autorin).

Situationsanalyse (Rabe, 2005, S. 139): Gefühle und spontane Reaktionen stehen am Anfang einer jeden Fallgeschichte, die man nicht selbst erlebt hat. Sie aufzugreifen soll den Teilnehmern helfen, einen eigenen Bezug zu dem Fall herzustellen. Zudem können sie zum Störfaktor werden, wenn ihnen kein

Raum in der Diskussion eingeräumt wird. Daran anschließend wird die Handlung betrachtet und mögliche Motive der beteiligten Personen werden aufgegriffen. Hierbei soll laut Rabe versucht werden, die Perspektiven aller Beteiligten einzunehmen und ihre Sicht auf die Situation zu beschreiben. Zudem sollen die Beziehungen der Beteiligten zueinander angesprochen werden. Die Sammlung der Handlungsalternativen intendiert, den Teilnehmern die Vielzahl an möglichen Reaktionen in einer Situation zu verdeutlichen. Die kreative Überschreitung von Sachzwängen und institutionellen Gewohnheiten kann hierbei neue Möglichkeiten aufzeigen. „Die Bewältigung moralischer Probleme erfordert auch moralische Phantasie“ (Rabe, 2005, S. 140).

Ethische Reflexion (Rabe, 2005, S. 140): an dieser Stelle geht es darum, die Diskussion auf den Punkt zu bringen oder eben festzustellen, dass keine Einigkeit über die Definition des ethischen Problems herrscht. Im Anschluss werden Grundsätze, Prinzipien oder Werthaltungen benannt, die in dieser Situation zum Tragen kommen und evtl. verletzt wurden oder bei der Situationsbeurteilung orientierend genutzt werden können. Hier können beispielsweise Spannungen zwischen faktisch geltenden Normen und übergeordneten Prinzipien zum Thema gemacht werden. Zum Abschluss dieses Punktes stellt sich die Frage nach der Verantwortung für die Situation und der Ebene, auf der diese zu finden ist. Sie bildet, so Rabe, den Abschluss der ethischen Diskussion und stellt die Grundlage für die abschließende Beurteilung dar.

Ergebnisse (Rabe, 2005, S. 140): aus den ersten beiden Schritten werden die wichtigsten Erkenntnisse jetzt in der ethisch begründeten Beurteilung zusammengefasst. Es kann an dieser Stelle sowohl zum Dissens, als auch zum Konsens kommen: beides gehört zum Ergebnis einer ethischen Diskussion. Bei beiden sind die Erläuterungen und Begründungen ebenso wichtig, wie die Feststellungen die dort getroffen wurden. Nicht immer bringt die Diskussion eine eindeutige Lösung auf entstandene Fragen. Dennoch können Faktoren zu Tage gebracht werden, die zum Problem beitragen. Rabe nennt an dieser Stelle z.B. Kommunikationsprobleme, Organisationsmängel oder Schulungsbedarf. Daraus können ihrer Meinung nach konkrete Vorschläge entstehen, die auch hinsichtlich der Durchführbarkeit im Anschluss diskutiert werden sollten.

In dem Reflexionsmodell lassen sich Bezüge zu Ingrid Darmann-Finck herstellen. Sie strebt in ihrem emanzipatorischen Erkenntnisinteresse an, bei den Lernenden das verantwortliche Handeln zu fördern und restriktive und paradoxe gesellschaftliche Strukturen zu reflektieren (Darmann-Finck, 2010a, S. 23 & 2010b, S. 352). Mit dieser Zieldimension ist eine Reflexion beabsichtigt, die über den Einzelfall hinausgeht (Darmann-Finck, 2010a, S. 31). Dies geschieht in dem Reflexionsmodell von Rabe im zweiten Schritt, in dem die Verantwortungsebenen geklärt werden und u.a. auf gesellschaftspolitische Strukturen hingewiesen wird. Außerdem findet bei Rabe die Abstraktion vom besonderen Fall hin zu allgemeinen Regeln und Prinzipien im Übergang vom ersten in den zweiten Schritt statt (Rabe, 2005, S. 142). Rabe nutzt diese Besonderheit einer Einzelfallsituation in ihrem Modell und lässt davon ausgehend induktiv Gemeinsamkeiten und Allgemeines erarbeiten (Rabe, 2005, S. 132).

Des Weiteren lassen sich Parallelen zur zweiten Zieldimension von Darmann-Finck feststellen, in der sie eine reflexive Könnerschaft anstrebt. Darmann-Finck verfolgt mit ihrem praktischen Erkenntnisinteresse das Ziel, dass die Lernenden zu einer Urteilsbildung kommen und sich über Pflegesituationen verständigen (2010a, S. 23). Dies geschieht auch in der ethischen Reflexion nach Rabe, an deren Ende ein Ergebnis steht, das ausgehend von der Analyse eines Falls erzielt wurde. Rabe erscheint mit Blick auf ihr angestrebtes Bildungsziel der „ethischen Kompetenz" die Einübung von Reflexion von zentraler Wichtigkeit, da Reflexion ein Abstandnehmen vom eigenen Erleben voraussetzt und die Auszubildenden somit in ihren kognitiven und analytischen Fähigkeiten gestärkt werden (Rabe, 2005, S. 132-133). Ähnlich beschreibt es auch Darmann-Finck in ihrer Zieldimension der reflexiven Könnerschaft, indem sie feststellt, dass Reflexion in der Handlung und über die Handlung unverzichtbare Fähigkeiten für Fachkräfte in personenbezogenen Dienstleistungen darstellen, die systematisch gefördert werden müssen (2010b, S. 351).

9 Bedingungsebene der Lernsituation

In der Bedingungsebene wird beschrieben, von welchen Voraussetzungen Lehrende bei der Unterrichtsplanung ausgehen. Sie dient dazu, wesentliche Einflussfaktoren, die sich unterstützend oder hemmend auf den Unterrichtsprozess auswirken können, zu erfassen und didaktisch zu bewerten (Oelke & Meyer, 2013, S. 247). Im Folgenden orientieren sich die Formulierungen an dem Werk von Oelke & Meyer (2013, S. 247-250).

Ethik wird in diesem Unterrichtsentwurf als Querschnittsthema verstanden, das in der Ausbildung in immer wiederkehrenden Unterrichtssequenzen zu finden ist. Demzufolge kann an dieser Stelle keine konkrete Zielgruppe oder Institution beschrieben werden. Aufgrund dessen wird hier beschrieben, welche Bedingungen bei der Zielgruppe der Lernenden, den Lehrenden und der Institution wünschenswert sind, damit der vorhandene Entwurf gelingen kann.

9.1 Zielgruppenbeschreibung

Für einen gelingenden Ethikunterricht ist eine respektvolle Atmosphäre im Klassenraum unumgänglich. Oftmals werden zu Beginn der Ausbildung gemeinsame Gruppenregeln im Klassenverbund erstellt. Sie sind nicht unabänderlich, erleichtern aber eine Verhaltensorientierung der Lernenden (Siebert, 1996, S. 246). Hierbei finden sich erfahrungsgemäß Formulierungen, die fordern, sich gegenseitig aussprechen zu lassen, füreinander da zu sein, andere Meinungen zu akzeptieren und respektvoll miteinander umzugehen. Der Umgang der Lernenden untereinander stellt einen wichtigen Aspekt in der Bearbeitung ethischer Themen dar. Nur in einer vertrauensvollen und konstruktiven Atmosphäre werden Lernende bereit sein, ihre eigenen Meinungen, Normen und Überzeugungen zu äußern. Gefühle zu verbalisieren und erste Eindrücke eines ethischen Konflikts auszusprechen verlangt von den Lernenden ein hohes Maß an gegenseitigem Vertrauen. Ein gutes soziales Klima im Kurs und eine angenehme Lehr-/Lernatmosphäre sind somit wünschenswert.

Nicht selten hegen Auszubildende Widerstände gegen das Thema Ethik, die aus Unsicherheiten oder eigenen schlimmen Erfahrungen herrühren können (Rabe, 2009, S. 204). Diese können sich als Unterrichtsstörungen der Lernenden äußern, die es durch die Lehrkraft wahrzunehmen gilt. Ethik hat auch

K. Sensen, *Ethik in der Krankenpflegeausbildung vermitteln*, Forschungsreihe der FH Münster, https://doi.org/10.1007/978-3-658-22189-8_9

immer mit der Person an sich und der eigenen Haltung zu tun. Dieser muss sich der Lernende bewusstwerden, auch wenn es unbequem ist. Die Bereitschaft dazu, eigene Einstellungen zu reflektieren und den eigenen Standpunkt ggf. zu revidieren ist eine hohe Kompetenz, die nicht von jedem Lernenden bereits zu Beginn der Ausbildung erwartet werden kann.

Interesse am Lerngegenstand ist für den Ethikunterricht von großer Bedeutung. Wurden die Lernenden bereits in der Schule im Fach Ethik unterrichtet, kann dies zugleich Chance wie auch Hindernis darstellen. Grundlegende ethische Kenntnisse sind ggf. vorhanden, die Frage danach, wie dies jedoch mit der pflegerischen Tätigkeit in Zusammenhang steht ist den meisten Auszubildenden zu Beginn noch unklar. Wurde Ethik als ein theoretisches Fach ohne Bezug zur Praxis gelehrt, das durch die Anwendung von Theorien und das Auswendiglernen von Maximen geprägt war, kann bei diesen Schülern zu Beginn mit Lernwiderständen gerechnet werden. Diese gilt es durch Offenheit der Lehrenden und Transparenz hinsichtlich des Lerngegenstandes zu minimieren. Gehen die Lernenden wiederum unvoreingenommen und interessiert in den Unterricht, kann dies durch die Lehrkraft genutzt werden und Ethik von Beginn an als praxisrelevant und von zentraler Bedeutung für die eigene pflegerische Verantwortung vermittelt werden.

Die Selbstreflexion der Lernenden und ihre Stellungnahmen und Begründungen sind laut Siegler (2016, S. 239) in den Ethikunterricht einzubetten. Die ethische Kompetenz der Lernenden gilt es durch die Lehrenden zu verfolgen und anzustreben. Dafür muss von den Lernenden jedoch Offenheit, Vertrauen in sich und die Gruppe sowie Mut vorhanden sein, damit diese Ziele erreicht werden können.

Lay bezieht sich hinsichtlich der Zielgruppe auf Sellmann und gibt zu bedenken, dass es für Studierende frustrierend sein mag, im Ethikunterricht mehr Fragen als Antworten zu haben, dies aber als ein Teil der Entwicklung von moralischer Autonomie betrachtet werden kann (Sellmann, 1996, S.47 zit. nach Lay, 2012, S. 377).

9.2 Bedingungen der Lehrenden

„Ethik zu lehren ist eine anspruchsvolle Aufgabe, die hohe Anforderungen an die Qualifikationen der Lehrenden stellt" (Lay, 2012, S. 373). Hierbei werden sowohl didaktisch-methodische Kompetenz, als auch ethische Kompetenz von den Lehrenden erwartet (Lay, 2012, S. 373). Lehrende, die Ethik in der Ausbildung vermitteln, sollten laut Rabe Sympathie und Empathiefähigkeit besitzen und zudem auf das Interesse und die Aktivität der Lernenden vertrauen. Gelassenheit und Selbstvertrauen spielen gerade in diesem Unterricht ihr zufolge eine entscheidende Rolle, da Eifer und starke Überzeugungen eher kontraproduktiv wirken (Rabe, 2012, S. 121). Ein reflektiertes Verhältnis zur eigenen Verantwortung und Klarheit über die eigene Rolle gehören zur Grundhaltung von guten Lehrenden (Rabe, 2012, S. 121). Die Fähigkeit zur Selbstreflexion spielt eine wichtige Rolle und sollte regelmäßig auch gemeinsam mit anderen Lehrenden erfolgen (Rabe, 2012, S. 122). Ethiklehrer müssen keine Übermenschen sein, aber sie werden von den Schülern an ihrem Verhalten und der Kongruenz zu den besprochenen Prinzipien (Gerechtigkeit, Verantwortung) gemessen (Rabe, 2009, S. 202).

Lernende bemerken sehr schnell, ob der Lehrende Interesse am Unterrichtsgegenstand hat oder eben nicht. Hat die Lehrende die Auffassung, Ethik sei eher etwas für Experten und nicht ein Kernbereich der pflegerischen Praxis, wird sie diese Einstellung, wenn auch ungewollt, an die Schüler weitergeben (Rabe, 2012, S. 121). Neben der Auffassung der Lehrkraft zum Unterrichtsgegenstand spielt auch die Art der Vermittlung im Unterricht eine entscheidende Rolle (Schmidt, 2005, S. 188). Ein Lernerfolg kann laut Schmidt nur dann verbucht werden, wenn der Inhalt angemessen und adäquat transportiert wird: Die Vermittlungsmethode muss zum Inhalt und zum Lehrenden passen. Versprüht die Lehrkraft Begeisterung und hat auch die Lerngruppe und deren Interessen im Blick, wird der Grad der Aufmerksamkeit wesentlich beeinflusst (2005, S. 188).

Die eigene Auseinandersetzung der Lehrenden zu den ethischen Themen sollte bereits vor dem Unterricht erfolgen. Das Ausbilden einer eigenen, persönlichen Haltung gegenüber ethischen Themen kann als Vorbereitung der Lehrenden zum Ethikunterricht gesehen werden. Die Lernenden bemerken, wie dargestellt, ob die Lehrkraft die ethischen Prinzipien ernst nimmt und ihr Handeln danach orientiert. Darüber hinaus ist die inhaltliche Auseinandersetzung mit den ethischen Themen von hoher Bedeutung.

Die Vermittlung ethischer Inhalte hat auch immer etwas mit der eigenen Haltung der Lehrkraft und der Reflexion dieser Haltung zum Unterrichtsgegenstand zu tun. Aus diesem Grund wird im Folgenden die persönliche Stellungnahme der der Autorin zur Eigenständigkeit der Pflegeethik exemplarisch dargestellt. Dieses Thema wird gewählt, da es in Punkt 11.2.1 dieser Arbeit als Lernsequenz umgesetzt wird. Die Stellungnahme stellt keinen Versuch da, die Auszubildenden von eben dieser Meinung überzeugen zu wollen, sondern dient zur Darstellung der eigenen Haltung der Autorin zu dieser Thematik.

Persönliche Stellungnahme:

Bereits im Studium hat sich die Autorin damit auseinandergesetzt, ob die Pflege eine eigene Ethik benötigt oder man sich nicht an die Medizinethik anschließen kann. Durch die vorliegende Arbeit setzt sie sich erneut mit der Thematik auseinander und konturiert ihre Haltung. Nach Meinung der Autorin gibt es eine Schnittmenge an ethischen Inhalten, die sich aus der gemeinsamen Tätigkeit in der Versorgung der Patienten ergibt. Diese können und sollen nicht getrennt, je nach Berufsgruppe, voneinander reflektiert werden. Dennoch wirft jeder Bereich eigene Fragestellungen und Probleme auf, die nicht zwingend für die jeweilig andere Profession von Bedeutung sind. Eine Eigenständigkeit der Pflegeethik erachtet sie demzufolge als notwendig. Hinsichtlich der Begrifflichkeiten und dem Verhältnis von Medizinethik zur Pflegeethik schließt sich die Autorin der Darstellung von Rabe (2009, S. 73) an. Diese findet es problematisch, die Pflegeethik der Medizinethik unterzuordnen. Sie sieht die Pflegeethik ebenso wie die Medizinethik als eine Bereichsethik an, die dem Oberpunkt der Ethik im Gesundheitswesen zuzuordnen ist.

9.3 Bedingungen der Institution

Eine positive und reflexionsfreundliche Organisationskultur können als Voraussetzung für gelingendes Lehren und Lernen in der Ausbildung gesehen werden (Rabe, 2009, S. 208). Hilfreich kann hierbei laut Schewior-Popp (2014, S. 44) die Formulierung eines Ausbildungsleitbildes der Schule sein. Hierin finden sich ihr zufolge orientierende, aber auch verbindliche Kodifizierungen, die als Grundsätze in der Institution vorherrschen sollten. Abhängig von der Kultur der Bildungseinrichtung ist z.B., ob es eine regelmäßige gemeinsame Reflexion der Lehrenden gibt oder ob zum Austausch über die Vermittlung von Ethik ermutigt wird (Rabe, 2012, S. 122).

Es ist nützlich, wenn mehrere Lehrkräfte an einer Institution ethische Inhalte vermitteln und dieses Themengebiet nicht nur bei ein oder zwei Personen verbleibt. Wenn Ethik in der Ausbildung immer wieder aufgegriffen und vertieft wird, erscheint es förderlich, wenn die Stundenplanung Lehrende der Ethik in anderen Lerneinheiten einplant, um dort die ethischen Aspekte eines Themas zu unterrichten. Eine andere Möglichkeit könnte darin bestehen, einen Großteil der Lehrenden mit der Vermittlung von Ethik vertraut zu machen, damit ethische Inhalte in die jeweiligen Lerneinheiten durch die zuständige Lehrkraft integriert werden. Dies erfordert jedoch ein hohes Maß an Absprachen der Lehrenden untereinander, damit ständige Wiederholungen für die Schüler vermieden werden und stattdessen an vorherige ethische Sequenzen angeknüpft wird.

Hinsichtlich der geplanten Unterrichts-Sequenzen in dieser Arbeit ist es förderlich, wenn das Teamteaching in der Schule bekannt ist und ermöglicht wird. Medial sollte die Schule über einen Internetanschluss und Computer-Arbeitsplätze verfügen, damit die Lernenden selbständig recherchieren können. Die Möglichkeit einen Film anzusehen gehört ebenso zur wünschenswerten Ausstattung wie auch Beamer und Moderationsmaterialien. Räumlich sind Gruppenarbeitsräume bzw. große Klassenräume von Vorteil, da die Lernenden immer wieder in den Austausch kommen und Gruppenarbeiten durchgeführt werden. Auch die Möglichkeit der Simulation von Gesprächssequenzen z.B. in Demoräumen ist erstrebenswert. Eine Bibliothek mit aktuellen Fachbüchern bzw. Fachzeitschriften ist ebenso wünschenswert wie einschlägige DVDs, die als Lehrmittel genutzt werden können. In diesem Zusammenhang ist es empfehlenswert, wenn es einen Verantwortlichen für diesen Bereich gibt, der Anregungen von Kollegen entgegennimmt und das Budget der Einrichtung hinsichtlich aktueller Literatur und Medien verwaltet.

Curricular sollte der Ethikunterricht so geplant werden, dass auch Dozenten, die nicht im Fach Ethik unterrichten über die Inhalte und Ziele informiert werden. Idealerweise sind explizite Ethikunterrichte auf die anderen Unterrichtsthemen abgestimmt (Lay, 2012, S. 373). Dazu eignet sich, wie unter Punkt 5.4 beschrieben, ein Spiralcurriculum am besten.

Neben der Vermittlung von Ethik im Rahmen des theoretischen Unterrichts, sollte sie laut Rabe auch in der Praxisbegleitung zu finden sein. Voraussetzung dafür ist die gute und enge Zusammenarbeit zwischen theoretischer und praktischer Ausbildungsstätte und die Schulung der Praxisanleiter vor Ort, damit Inhalte aus der Theorie auch in die Praxis übertragen werden. Ein Mittragen schulischer Konzepte durch die Praxisstätten ist dafür als Voraussetzung zu sehen (Rabe, 2009, S: 262).

10 Rechtliche Grundlagen

Im Folgenden wird die Lernsituation durch die rechtlichen Grundlagen legitimiert. Dazu wird zuerst die Verbindung zum Krankenpflegegesetz und dem erwarteten Pflegeberufegesetz hergestellt, bevor auf Ausbildungs- und Prüfungsverordnungen eingegangen und im Anschluss daran die Verbindung zu den Ausbildungsrichtlinien hergestellt wird.

10.1 Krankenpflegegesetz und Pflegeberufegesetz

Im derzeit aktuellen Krankenpflegegesetz (KrPflG) von 2004 wird das Ausbildungsziel in der Gesundheits- und Krankenpflegeausbildung im Abschnitt 2 dargelegt. Dort heißt es in §3 Abs.1, die Ausbildung „soll entsprechend dem allgemein anerkannten Stand pflegewissenschaftlicher, medizinischer und weiterer bezugswissenschaftlicher Erkenntnisse fachliche, personale, soziale und methodische Kompetenzen [...] vermitteln". Ethik ist an dieser Stelle den Bezugswissenschaften zuzuordnen, eine explizite Erwähnung erfährt sie jedoch nicht. Außerdem können ethische Aspekte auch der hier aufgeführten personalen Kompetenz zugeordnet werden. Die KMK nennt es Humankompetenz und versteht darunter u.a. „die Entwicklung durchdachter Wertvorstellungen und die selbstbestimmte Bindung an Werte" (KMK, September 2007, S.11). Die Auseinandersetzung mit den eigenen Wertvorstellungen und die Reflexion dieser Werte können der Ethik zugeordnet werden. Zudem weist der Gesetzgeber in diesem Abschnitt darauf hin, die Selbstständigkeit und Selbstbestimmung des Menschen in Pflegemaßnahmen zu berücksichtigen (§3 Abs.1). Hier kann der Querverweis zur Ethik und dem Prinzip der Autonomie hergestellt werden. Dennoch bleibt es dabei: eine konkrete Erwähnung ethischer Inhalte im KrPflgG findet sich nicht.

Ausblick

Das PflBRefG ist bisher lediglich ein Entwurf der Bundesregierung zur Reformation der Pflegeberufe[2]. Der Gesetzentwurf sollte 2016 verabschiedet werden, so dass 2018 die ersten Ausbildungsgänge nach dem neuen Gesetz

2 Stand Dezember 2016. Seit dem 22.6.2017 ist das Pflegeberufegesetz verabschiedet. Einige erwartete Details wurden nicht wie erwartet umgesetzt. Die aktuelle Fassung wird an dieser Stelle nicht aufgegriffen, weitere Informationen dazu finden sich unter: https://www.bundesgesundheitsministerium.de/themen/pflege/pflegestaerkungsgesetze/pflegekraefte/faq-pflegeberufegesetz.html#c11179 [04.08.2017]

K. Sensen, *Ethik in der Krankenpflegeausbildung vermitteln*, Forschungsreihe der FH Münster, https://doi.org/10.1007/978-3-658-22189-8_10

ausgebildet werden können. Falls das neue Gesetz in Kraft tritt, werden die Krankenpflege-, Altenpflege-, und Kinderkrankenpflegeausbildung reformiert und zu einem einheitlichen Berufsbild zusammengeführt (Bundesministerium für Gesundheit (BMG), 13.1.2016). Die Auszubildenden sollen durch die generalistische Ausbildung auf den Einsatz in verschiedenen Arbeitsbereichen der Pflege vorbereitet werden und der Wechsel zwischen verschiedenen Bereichen dadurch erleichtert werden (BMG, 13.1.2016).

Die Autorin bezieht sich im Folgenden auf den Kabinettsentwurf des PflBRefG von Januar 2016 (Verfügbar unter: https://www.bundesgesundheitsministerium.de/fileadmin/Dateien/3_Downloads/Gesetze_und_Verordnungen/GuV/P/160113_KabinettentwurfPflBG.pdf). Im PflBRefG erhält die ethische Kompetenz einen höheren Stellenwert. Unter dem Ausbildungsziel wird Ethik explizit erwähnt. Dort heißt es in §5 Abs. 2: Pflege „erfolgt entsprechend dem allgemein anerkannten Stand pflegewissenschaftlicher, medizinischer und weiterer bezugswissenschaftlicher Erkenntnisse auf Grundlage einer professionellen Ethik." Die Selbstbestimmung des Menschen ist ein weiterer wichtiger Punkt, der in diesem Absatz durch den Gesetzgeber aufgeführt wird. Zudem fordert der Entwurf, dass Pflegefachkräfte in der Ausbildung ein „professionelles, ethisch fundiertes Pflegeverständnis und ein berufliches Selbstverständnis" entwickeln und darin gestärkt werden (§5, Abs.4). Der höhere Stellenwert zur Erlangung ethischer Kompetenz wird in diesem Gesetzentwurf deutlich. Darauf beziehen sich auch Riedel et al. (2016, S. 2) in ihrem Beitrag und geben „Empfehlungen für die Dimensionen der Ethikkompetenz in der pflegeberuflichen Bildung" heraus. Diese finden sich zum Thema der ethischen Kompetenz unter Punkt 5.2 dieser Arbeit.

10.2 Ausbildungs- und Prüfungsverordnung

In der aktuellen Ausbildungs- und Prüfungsverordnung für die Berufe der Krankenpflege (KrPflAPrV) von 2004 werden in Abschnitt 2 die Prüfungsbestimmungen aufgeführt. Darin heißt es für die schriftlichen Prüfungen in §13 Abs.1 Satz 1 bis 3, dass Pflegesituationen und Pflegemaßnahmen bewertet bzw. ausgewertet werden sollen und das pflegerische Handeln nach pflegewissenschaftlichen Erkenntnissen ausgerichtet sein soll. In dem Ethikkodex des Internationalen Council of Nurses (ICN), der in Deutschland durch den Deutschen Berufsverband für Pflegeberufe (DBfK) vertreten wird, wird unter dem Oberpunkt *Pflegende und die Berufsausübung* gefordert, dass die Pflegenden eine qualitativ hochwertige Pflege fördern und für die Gewährleistung von Qualitätsstandards in der Pflege eintreten (DBfK, 2010, S. 6). Die ethische Bewertung und Auswertung einer Pflegesituation ist im Rahmen der schriftlichen Prüfung dementsprechend ebenso möglich, wie auch die Beurteilung einer Pflegehandlung anhand ethischer Prinzipien. Sie wird jedoch nicht explizit benannt.

Themenbereiche der mündlichen Prüfung, bei denen auch ethische Aspekte abgeprüft werden können, sind unter Abs. 1 Satz 2 zu verorten. Hier heißt es, dass ein berufliches Selbstverständnis entwickelt werden soll, um berufliche Anforderungen zu bewältigen (§14 Abs. 1 Satz 2.). Im Anhang A der KrPflAPrV ist dazu unter Punkt 10 aufgeführt, dass die Schüler dazu befähigt werden sollen, den Pflegeberuf im Kontext anderer Gesundheitsfachberufe zu positionieren und sich kritisch mit ihm auseinanderzusetzen. Neben der Auseinandersetzung mit ethischen Dilemmata im Rahmen der pflegerischen Tätigkeit, kann unter diesen Punkt auch der aktuelle Stand der Pflegeethik aufgegriffen werden. Die Schüler positionieren die Pflegeethik gegenüber anderen Ethiken (z.B. der Medizinethik) und begründen ihre Aussagen durch erarbeitete Argumente. Unter dem Unterpunkt *mit Krisen- und Konfliktsituationen konstruktiv umgehen*, kann als eine Möglichkeit die ethische Fallbesprechung aufgegriffen werden. Die gesetzliche Forderung (§14, Abs. 1), dass der Prüfling in diesem Teil der Prüfung „anwendungsbereite berufliche Kompetenzen" nachweisen soll, kann z.B. durch die Erarbeitung einer Fallsequenz geschehen. Indem ethische Aspekte erkannt und reflektiert werden, lässt sich erkennen, ob der Schüler Ethik als einen Teil seines Berufsverständnisses wahrnimmt und weiß, wie er mit ethischen Aspekten umgehen kann.

Auch in der praktischen Prüfung lassen sich ethische Aspekte abprüfen. So fordert die KrPflAPrV unter §15 Abs. 1 das Pflegehandeln in einem Prüfungsgespräch durch den Prüfling erläutern, begründen und reflektieren zu lassen. Kommt es im Rahmen der Prüfung zu ethischen Grenzsituationen, wird festgestellt, ob der Prüfling diese Situationen erkennt und weiß, welche Möglichkeiten und Alternativen er ggf. gegeneinander abzuwägen hat. Falls diese Reflexion nicht in der Situation geschieht, kann sie Teil des Prüfungsgesprächs sein.

Die obengenannten Erläuterungen haben alle gemein, dass sich zwar die Möglichkeit bietet, ethische Aspekte im Rahmen der Prüfungen zu integrieren, eine explizite Erwähnung durch den Gesetzgeber findet mit einer Ausnahme jedoch nicht statt. Diese Erwähnung findet sich in der Anlage 1 Buchstabe A der KrPflAPrV. In dieser Anlage werden die Themenbereiche des praktischen und theoretischen Unterrichts dargelegt. Unter Punkt 5 ist das Thema *Pflegehandeln personenbezogen ausrichten* aufgeführt. An dieser

Stelle finden sich die deutlichsten Bezüge zur Ethik, wenn es heißt, dass die Schüler zu befähigen sind, „in ihrem Pflegehandeln insbesondere das Selbstbestimmungsrecht und die individuelle Situation der zu pflegenden Person zu berücksichtigen" und „in ihr Pflegehandeln das soziale Umfeld von zu pflegenden Personen einzubeziehen [...] sowie ethische Grundfragen zu beachten." Dies bleibt in der aktuellen Prüfungsverordnung die einzige explizite Erwähnung ethischer Inhalte.

Rabe (2009, S. 231) kritisiert diese Tatsache und gibt zu bedenken, dass ihrer Meinung nach wichtige Themen, wie die Diskursfähigkeit oder Selbstreflexion und Kritikfähigkeit, keine Erwähnung im Anhang der Prüfungsverordnung finden. Diese Themen „bekommen im Verhältnis zu ihrer Wichtigkeit zu wenig Raum." (Rabe, 2009, S. 231).

Ausblick

Mit dem Berufereformgesetz wird in nächster Zeit auch eine neue Prüfungsverordnung erwartet. In einer Veröffentlichung des Bundesgesundheitsministeriums, das Eckpunkte einer zukünftigen Prüfungsverordnung beinhaltet, deutet einiges darauf hin, dass ethischen Aspekten eine größere Rolle zugeordnet wird. Unter Punkt 5 *Bestimmungen der staatlichen Prüfung bei der beruflichen Pflegeausbildung* wird im Rahmen der schriftlichen Prüfungen Ethik explizit erwähnt. Dort heißt es, die Auszubildenden sollen im Rahmen der Prüfung zeigen, dass sie individuelle Pflegesituationen mit ihrem Wissen erschließen können, dieses fachgerecht einsetzen und „situationsbezogen kritisch, reflexiv, fachlich und ethisch begründet urteilen können." (Bundesministerium für Gesundheit (BMG)/ Bundesministerium für Familie, Senioren, Frauen und Jugend (BMFSFJ), 2. März 2016a, S. 6).

Zudem wird in diesem Dokument auf die Anlage 1 verwiesen, die die beruflichen Kompetenzen der Pflegeausbildung und die jeweiligen Themenbereiche mit Stundenverteilungen aufführt. Auch dort kommt es mehrmals zur expliziten Erwähnung ethischer Inhalte. Der Themenbereich II wird mit 250-300 Stunden veranschlagt und heißt: *Kommunikation und Beratung personen- und situationsorientiert gestalten.* Unter den aufgeführten Kompetenzen findet sich als eigenständiger Punkt: *Ethisch reflektiert handeln* (BMG/ BMFSFJ, 2. März 2016b, S. 1). Im Themenbereich IV ist Ethik bereits im Titel des Themenbereichs zu finden. Er lautet: *Das eigene Handeln auf der Grundlage von Gesetzen, Verordnungen und ethischen Leitlinien reflektieren und begründen.* Der Stundenumfang wird mit 150-200 Stunden aufgeführt (BMG/ BMFSFJ, 2. März 2016b, S. 2). Im Themenbereich V wird Ethik zwar nicht explizit erwähnt, eine Verbindung ist dennoch inhaltlich deutlich erkennbar. *Das eigene Handeln auf der Grundlage von wissenschaftlichen Erkenntnissen und berufsethischen Werthaltungen und Einstellungen reflektieren und begründen.* Berufsethische Werthaltungen sind thematisch der Ethik zuzuweisen (BMG/ BMFSFJ, 2. März 2016b, S. 2). Wenn dieser Entwurf verabschiedet wird, wäre es als deutlicher Hinweis der Gesetzgeber zu verstehen, der die Wichtigkeit ethischen Handelns in der Pflege und ihre Vermittlung im Rahmen der Pflegeausbildung abbilden würde.

10.3 Ausbildungsrichtlinien

Als beispielhafte Ausbildungsrichtlinie zur Legitimation der Lernsituation wird die Ausbildungsrichtlinie NRW von Hundenborn & Kühn (2003) genutzt. Dies geschieht exemplarisch, da die Autorin in NRW studiert hat und ihr diese Richtlinie dadurch vertraut ist.

Im Folgenden wird der Bezug zwischen Ethik und der Ausbildungsrichtlinie von Hundenborn und Kühn (2003) hergestellt. Die Lerneinheit II.11 *Ethische Herausforderungen für Angehörige der Pflegeberufe* wird vorab kurz in Textform beschrieben. Es folgt eine Tabelle wann in der Richtlinie konkret auf Ethik und Themen der Ethik verwiesen wird. Im Anschluss folgt eine Auflistung, wann ethische Inhalte antizipiert werden können, auch wenn sie nicht explizit beschrieben sind.

Die Zielsetzung der Lerneinheit II.11 *Ethische Herausforderungen für Angehörige der Pflegeberufe* (Hundenborn & Kühn, 2003, S. 68) ist, den Lernenden eine „Einführung in ethische Grundrichtungen und Prinzipien" zu geben und die Auseinandersetzung mit der Frage, ob es einer spezifischen Berufsethik bedarf und durch welche Werte und Normen diese geprägt wäre. Über selbst ausgewählte „ethische Grenzsituationen" und Dilemmata soll diskutiert und der eigene Standpunkt der Lernenden überdacht werden. Vorgeschlagene Inhalte der Gesundheits- und Krankenpflege bzw. der Gesundheitswissenschaften sind z.B. der ICN-Code um Werte und Normen für professionell Pflegende zu ermitteln und der pflegerische Umgang mit ethischen Grenzsituationen. An dieser Stelle werden von den Autorinnen folgende Themen genannt: „Zwangsernährung, Fixierung, Schwangerschaftsabbruch, künstliche Befruchtung, Lebensverlängerung/Therapieabbruch, Transplantation, Gentechnologie." Hierfür werden 8 Stunden veranschlagt. Für die Inhalte der Geistes- und Sozialwissenschaften, die mit 12 Stunden in der Richtlinie ausgewiesen sind, verweisen Hundenborn & Kühn auf ethische Grundrichtungen und Prinzipien sowie die „Übereinstimmung bzw. Diskrepanz persönlicher, professioneller und gesellschaftlich-kultureller Werte und Normen". (Hundenborn & Kühn, 2003, S. 68-69). Im Gegensatz zu anderen Lerneinheiten (z.B. II.6 *Persönliche Gesunderhaltung*) gehen Hundenborn & Kühn an dieser Stelle nicht darauf ein, ob sie eine Aufteilung der Inhalte auf weitere Lernsituationen empfehlen.

In der folgenden Tabelle wird aufgeführt, wo in der Ausbildungsrichtlinie NRW explizit auf ethische Inhalte verwiesen wird. Dadurch wird verdeutlicht, dass es nicht einzig die Lerneinheit II.11 ist, die ethische Inhalte in der Ausbildungsrichtlinie enthält.

Tabelle 8 Ethische Inhalte in der Ausbildungsrichtlinie NRW (Hundenborn & Kühn, 2003)

Lerneinheit der Ausbildungsrichtlinie NRW (Hundenborn & Kühn, 2003)	Konkrete Verweise auf ethische Inhalte
I.17 Als Erst-HelferIn in Notfall- und Katastrophensituationen handeln	„Ausgehend von einer rechtlich-**ethischen** Beleuchtung der Ersten Hilfe sollen die Lernenden über Erste-Hilfe-Maßnahmen bei Unfällen [...] informiert werden und einige ausgewählte Techniken üben." (Hundenborn & Kühn, 2003, S. 41, Hervorhebung durch die Autorin)
I.38 Sterbende Menschen pflegen	„[...] Diskussionen über **ethische** und religiöse Fragen bzw. über die Rechtslage in Zusammenhang mit der „Sterbehilfe"[...]." (Hundenborn & Kühn, 2003, S. 58, Hervorhebung durch die Autorin)
II.11 Ethische Herausforderungen für Angehörige der Pflegeberufe	Siehe Text oberhalb der Tabelle
III.1 Kinder und Jugendliche	„Entwicklung im Kindes- und Jugendalter (motorisch [...] **moralisch**)" (Hundenborn & Kühn, 2003, S. 80, Hervorhebung durch die Autorin)
III.3 Behinderte Menschen	Die Lernenden sollen „zu der vergangenen und aktuellen **ethischen** Diskussion eine eigene Position finden und der Frage nachgehen, ob Behinderte durch spezielle Einrichtungen und Maßnahmen geschützt oder integriert, ausgegrenzt oder bevormundet werden (sollen)." (Hundenborn & Kühn, 2003, S. 81, Hervorhebung durch die Autorin)

Lerneinheit der Ausbildungsrichtlinie NRW (Hundenborn & Kühn, 2003)	Konkrete Verweise auf ethische Inhalte
	„Die **ethische** Diskussion um „Behinderung, Lebenswert und Euthanasie" in Vergangenheit und Gegenwart" (Hundenborn & Kühn, 2003, S. 81, Hervorhebung durch die Autorin)
IVa.1 Pflege psychisch kranker und/oder abhängiger PatientInnen **IVb.3 Pflege psychisch kranker und/oder abhängiger Kinder und Jugendlicher**	Die Lernenden sollen einen „Einblick in die geschichtliche Entwicklung und gegenwärtige Situation der Psychiatrie erhalten und über damit zusammenhängende (soziale, **ethische**) Probleme diskutieren." (Hundenborn & Kühn, 2003, S. 93 & 105, Hervorhebung durch die Autorin)
IVa.10 Pflege von Patienten mit Urinausscheidungsstörungen **IVb.10 Pflege von Kindern mit Urinausscheidungsstörungen**	Die Lernenden sollen „im Zusammenhang mit der „Nierentransplantation" nicht nur in die rein medizinische Sachlage eingeführt werden, sondern auch **ethische** Fragen ärztlichpflegerischen Handelns diskutieren." (Hundenborn & Kühn, 2003, S. 95 & 112, Hervorhebung durch die Autorin)

Neben den explizit aufgeführten ethischen Inhalten ist die Unterbringung weiterer ethischer Inhalte in der Ausbildungsrichtlinie NRW möglich. Ethische Reflexion betrifft laut Rabe (2009, S. 13) den Kern der Pflege. Der Ethikunterricht soll die Auszubildenden in der Pflege darin unterstützen, „eine ethisch reflektierte professionelle Grundhaltung zu entwickeln." (Rabe, 2009, S. 13). Im Duden wird *Reflexion* folgendermaßen erläutert: „(bildungssprachlich) das Nachdenken; Überlegung, prüfende Betrachtung". Ein häufig genanntes Adjektiv im Zusammenhang mit der Reflexion laut Duden ist „ethisch". Wenn man die Verknüpfung von Ethik und Reflexion aufgreift, können in einer Vielzahl von Lerneinheiten der Ausbildungsrichtlinie NRW ethische Inhalte verknüpft und untergebracht werden. In den folgenden Lerneinheiten wird durch Hundenborn & Kühn (2003) unter dem Punkt *Inhalte der Gesundheits- und Krankenpflege, der Gesundheits- und Kinderkrankenpflege sowie der Pflege- und Gesundheitswissenschaften* auf eine Reflexion und Einfühlung hingewiesen, derer sich die Auszubildenden während der Bearbeitung der Lerneinheit stellen sollen:

- I.1 *Haut und Körper pflegen*
- I.2 *Mund und Zähne pflegen*
- I.3 *Sich bewegen*
- I.4 *Sehen und Hören*
- I.5 *Essen und Trinken*
- I.6 *Ausscheiden*
- I.7 *Atmen*
- I.29 *Die Pflegebedürftigen aufnehmen, verlegen und entlassen*
- I.33 *Schmerzbelastete Menschen pflegen*
- I.34 *Psychisch beeinträchtigte und verwirrte Menschen pflegen*
- I.35 *Chronisch kranke Menschen pflegen*
- I.36 *Tumorkranke Menschen pflegen*
- II.21 *Macht und Hierarchie*
- II.22 *Gewalt*
- II.23 *Helfen und Hilflos-Sein*
- II.24 *Angst und Wut*
- II.25 *Ekel und Scham*
- III.2 *Alte Menschen*
- III.4 *Menschen aus fremden Kulturen*
- III.6 *PatientInnen und „BewohnerInnen" stationärer Einrichtungen*
- III.11 *Der freiheitlich-demokratische Rechtsstaat*
- IVa.12 *Pflege von PatientInnen mit Störungen der Immunreaktion*

  IVb.12 *Pflege von Kindern und Jugendlichen mit Störungen der Immunreaktion*

Beispielsweise heißt es in der Lerneinheit I.33 *Schmerzbelastete Menschen pflegen*: „Einfühlung/Reflexion: Wie reagiere ich, wenn ich selbst oder andere Menschen Schmerzen haben?" (Hundenborn & Kühn, 2003, S. 53) oder bei der Lerneinheit II.22 *Gewalt*: „Erfahrungsaustausch/Reflexion: Gibt es so etwas wie „alltägliche Gewalt" in der Pflege, und wenn ja – wie äußert sie sich? Welche Gewaltsituationen habe ich erlebt?" (Hundenborn & Kühn, 2003, S. 75).

Eine Reflexion mit ethischem Schwerpunkt im Rahmen der aufgeführten Lerneinheiten ist dementsprechend durch die Ausbildungsrichtlinie legitimiert, auch wenn es nicht immer sinnvoll erscheint ethisch zu reflektieren. Durch die obengenannte Auflistung wird dennoch deutlich, dass den Lehrenden die Möglichkeit zugestanden wird zu entscheiden, wann sie die Lernenden unter welchen Aspekten reflektieren lassen und an welchen Stellen somit auch eine ethische Reflexion innerhalb der Pflegeausbildung angesiedelt werden kann.

Neben den explizit aufgeführten ethischen Inhalten und den aufgrund der vorgeschlagenen Reflexion antizipierten Lerneinheiten, gibt es weitere Lerneinheiten in der Ausbildungsrichtlinie NRW, die eine Möglichkeit bieten, ethische Themen aufzugreifen. Zu nennen ist hier z.B. die Lerneinheit I.21 *Gespräche mit Pflegebedürftigen und Angehörigen führen*. Darin heißt es, die Auszubildenden sollen darauf vorbereitet werden Gespräche mit Patienten und Angehörigen über die Auswirkung der Krankheit auf ihr Leben zu führen, Gespräche in besonderen Krisensituationen zu begleiten und auch Hoffnung und Trost zu spenden (Hundenborn & Kühn, 2003, S. 44). Diese Einheit bietet die Möglichkeit, ethische Themen, wie z.B. den Informed Consent und die Wahrung der Autonomie des Patienten aufzugreifen. Eine weitere Gelegenheit bietet die Lerneinheit I.30 *Schwangere und Wöchnerinnen pflegen*, in denen die Pränataldiagnostik und die Geburt eines behinderten Kindes thematisiert werden sollen (Hundenborn & Kühn, 2003, S. 51). Hier kann es in Anlehnung an Rabe (2009, S. 249) um ethische Grenzfragen am Anfang des Lebens gehen.

11 Entwickelte Materialien für die Vermittlung ethischer Inhalte

Durch den vorliegenden Aufbau der Ethikeinheiten wird deutlich, dass Ethik in der Ausbildung in regelmäßigen Abschnitten immer wieder aufgegriffen und bearbeitet wird („Querschnittsthema" nach Rabe, 2009, S. 246). Die Forderung des Spiralcurriculums, die Perspektiven zu verändern und die Themen auf einem jeweils höheren Niveau zu behandeln (Gillen, 2013, S. 6; Schewior-Popp, 2014, S. 14) lässt sich durch die vorliegende Verteilung erfüllen. Pflegeethische Themen sind zwar im Fokus der Erarbeitung, gesellschaftspolitische Themen werden aber auch berücksichtigt.

11.1 Übersicht über ethische Sequenzen

Die Verteilung dieser Sequenzen ist exemplarisch zu verstehen. Im Anschluss an die Darstellung erfolgt für jedes Ausbildungsjahr ein didaktischer Kommentar. Da kein Curriculum in dieser Arbeit vorliegt, können die Einheiten dementsprechend nicht danach geplant und ausgerichtet werden. Eine Ausarbeitung aller Sequenzen würde den Rahmen dieser Arbeit übersteigen. Daher wird pro Ausbildungsjahr eine Sequenz exemplarisch näher dargestellt. Diese sind in der folgenden Übersicht hellgrün hinterlegt und werden im Gliederungspunkt 11.2 aufgeführt.

11.1.1 Erstes Ausbildungsjahr

Tabelle 9 Ethische Sequenzen im ersten Ausbildungsjahr.

Sequenz	**Ethische Inhalte**	**Didaktisches Prinzip**	**Verortung in LE der ARL NRW** (Hundenborn & Kühn, 2003)	**Zeitlicher Umfang**
1.	• Definitionen: ➢ Ethik ➢ Abgrenzung Ethik und Moral ➢ Werte und Normen • Ethische Prinzipien (nach Beauchamp & Childress), Formen der Ethik, Care-Ethik	Prinzip: Inhaltlichkeit (Siebert, 1996, S. 135-136)	II.11: *Ethische Herausforderungen für Angehörige der Pflegeberufe*	4 Stunden

K. Sensen, *Ethik in der Krankenpflegeausbildung vermitteln*, Forschungsreihe der FH Münster, https://doi.org/10.1007/978-3-658-22189-8_11

Übergeordnetes Ziel Sequenz 1: Die Lernenden erlangen grundlegende Kenntnisse über Ethik als Wissenschaft und ihre Ziele, indem sie sich mit den Definitionen von Ethik und Moral auseinandersetzen und gesellschaftliche Werte und Normen reflektieren. Des Weiteren lernen sie ethische Prinzipien und deren Bedeutung sowie den Gedanken der Care-Ethik als eine Ethik der Fürsorge mit Bezügen zur pflegerischen Tätigkeit kennen.				
2.	• Pflegeethik: ➢ Themen der Pflegeethik ➢ Ethische Prinzipien: Konflikte untereinander im Pflegealltag ➢ Abgrenzung Medizinethik vs. Pflegeethik/ Gemeinsamkeiten in einer Gesundheitsethik	Prinzip: Theoretische und praktische Inhalte vernetzen (Schneider & Martens, 1997, S. 6)	II.11: *Ethische Herausforderungen für Angehörige der Pflegeberufe*	4 Stunden
Übergeordnetes Ziel Sequenz 2: Die Lernenden erkennen einen Zusammenhang zwischen Ethik und ihrer pflegerischen Tätigkeit, indem sie erste konkrete Bezüge zwischen ihrer beruflichen Tätigkeit und dem Gebiet der Ethik herstellen. Sie nehmen Ethik als einen Aspekt der pflegerischen Tätigkeit wahr und erarbeiten ethische Konflikte, die sich in ihrer Berufsausübung ergeben können. Dadurch werden die Lernenden für die Verantwortung ihres eigenen Handelns sensibilisiert. Sie benennen Argumente für und gegen die Eigenständigkeit der Pflegeethik und entwickeln einen eigenen Standpunkt zu der Thematik.				
3.	• Freiheitsentziehende Maßnahmen durch Pflegekräfte • Berufskodex (ICN-Ethik-Kodex) • Berufsethos der Pflege	Prinzip: Erkenntnisse der Bezugsfächer nutzen (Schneider & Martens, 1997, S. 7) Methode: Fallarbeit mit Strukturierter Kontroverse	II.11: *Ethische Herausforderungen für Angehörige der Pflegeberufe* II.8: Geschichte der Pflegeberufe	8 Stunden
Übergeordnetes Ziel Sequenz 3: Die Lernenden identifizieren und analysieren eine ethische Konfliktsituation mit pflegerischem Hintergrund, indem sie ethische Aspekte eines Falls erarbeiten und Argumente sammeln, die als Diskussionsgrundlage genutzt werden. Sie nehmen den ICN-Ethikkodex als einen Orientierungsrahmen für pflegerisches Handeln entlang ethischer Aspekte wahr und identifizieren				

<table>
<tr><td colspan="5">Bezüge zwischen dem vorliegenden Fall und dem Berufskodex. Sie erkennen den maßgeblichen Einfluss des Berufsethos auf das heutige Berufsbild der Pflege.</td></tr>
<tr><td>4.</td><td>• Ethik am Lebensende: Organspende
➢ Verteilungsgerechtigkeit
➢ Umgang mit hirntoten Patienten/ potenziellen Organspendern
➢ Personbegriff</td><td>1. Teil: Emotionalität (Siebert, 1996, S. 149)
2. Teil: Perspektivverschränkung (Siebert, 1996, S. 127)
Fallarbeit (Film: Süddeutsche Zeitung, 2005: „Alles über meine Mutter“ Fall: „Explantation“ Nordmann, 2005, S. 35)</td><td>I.38 Sterbende Menschen pflegen
IVa.10 Pflege von PatientInnen mit Urinausscheidungsstörungen</td><td>6 Stunden</td></tr>
<tr><td colspan="5">Übergeordnetes Ziel Sequenz 4.: Die Lernenden setzen sich mit dem Einfluss von Emotionen auf ethische Konfliktsituationen auseinander, indem sie eine Filmsequenz analysieren. Sie nehmen eigene Emotionen wahr und kommen darüber in den Austausch, ohne selbst involviert zu sein. Sie setzen sich mit den beiden Themengebieten der Organtransplantation als ethisch-gesellschaftliches Thema auseinander: der Verteilungsgerechtigkeit und dem Umgang mit hirntoten Patienten.</td></tr>
</table>

Didaktischer Kommentar

Im ersten Ausbildungsjahr geht es zu Beginn darum, den Lernenden Überblickswissen zu vermitteln und regelgeleitetes Handeln zu fokussieren (Darmann-Finck, 2010a, S. 25). Durch die erste Auseinandersetzung mit der Ethik als Wissenschaft und den Definitionen von Ethik, Moral, Normen und Werten erhalten die Lernenden Orientierung und Einblicke in das Gebiet der Ethik. Das Prinzip der Inhaltlichkeit wird an dieser Stelle aufgeführt, da es laut Siebert (1996, S. 135-136) nicht mehr selbstverständlich zu sein scheint, dass es in der Bildung nicht ausschließlich um soziale Interaktionen, sondern auch um Themen geht, die behandelt werden. Um den Schülern dieses abstrakte Thema greifbar zu machen, hält die Autorin eine Auseinandersetzung mit den in der Tabelle genannten Themen für unerlässlich und fokussiert somit das Prinzip der Inhaltlichkeit. In der zweiten Sequenz wird die Pflegeethik aufgegriffen, mit dem Ziel der Vernetzung theoretischer und praktischer Inhalte. Praktisches Handeln soll theoretisch reflektiert werden (Schneider & Martens, 1997, S. 6). Dies wird durch die Verknüpfung ethischer Inhalte mit konkreten Situationen der pflegerischen Arbeit erfüllt. Nachdem die Pflegeethik und ihre Themen aufgegriffen wurden, geht es im Anschluss darum, Erkenntnisse der Bezugswissenschaften (in diesem Fall stellt Ethik die Bezugswissenschaft dar) zu nutzen. Dies wird mit einem konkreten Fall durchgeführt, der mit der Methode der Strukturierten Kontroverse (Brüning & Saum, 2009, S. 27) erarbeitet wird. Diese Methode verfolgt das Ziel, den Schülern zu einem begründeten Standpunkt zu verhelfen, indem verschiedene Perspektiven eingenommen und unabhängige Argumente von der eigenen Meinung gefunden werden (Brüning & Saum, 2009, S. 27). Das Thema der Fixierung stellt ein konkretes ethisches Problem des Pflegealltags dar. Dies wird im Unterricht unter Einbezug des ICN-Ethikkodex analysiert, wodurch dieser für die Schüler greifbar und handhabbar gemacht wird. Durch die Fokussierung auf einen Fall mit pflegerischem Hintergrund wird die Wahrnehmung der Bedeutsamkeit des eigenen Handelns gefördert. Der ICN-Kodex ist den Lernenden somit schnell bekannt und wird als Orientierungsrahmen wahrgenommen. Daran anknüpfend wird die Frage erarbeitet, was den Ethikkodex der ICN geprägt hat und welche Werte und Normen des Berufsethos der Pflege darin zu finden sind. Hierfür ist ein Rückblick auf die Relevanz der NS-Zeit und den anhaltenden Einfluss dieser Zeit auf das heutige Berufsethos der Pflege nötig. Dies betonen u.a. Schnell und Seidlein (2016, S. 229) als „unabdingbar für ein Verständnis der Ethik in der Pflege“.

Durch das Thema Organspende in der vierten Sequenz erhalten die Lernenden Einblicke in ein gesellschaftlich immer wieder diskutiertes ethisches Thema. Auch wenn die Thematik für viele in ihrem späteren Berufsalltag eine untergeordnete Rolle spielt, geht es jedoch an dieser Stelle vorrangig um ein gesellschaftspolitisches Thema, das in hohem Maße emotional besetzt ist. Siebert (1996, S. 149) beschreibt die Bedeutung der Emotionen folgendermaßen: „Denken und Lernen ist in Emotionalität eingebettet, ohne Emotionen ist kein Bildungsprozeß [sic!] denkbar.“ Der Umgang mit Emotionen wird durch die Einführung in die Thematik mittels eines Spielfilms fokussiert. Die Schüler erhalten Einblicke in die filmischen Mittel, die Emotionen hervorrufen und nehmen zudem eine ähnliche Situation aus unterschiedlichen Perspektiven wahr (Die Mutter als Pflegekraft, als Trainerin in einem Rollenspiel und als betroffene Mutter). Näheres zu der Analyse des Films und seiner Verwendung im Ethikunterricht findet sich bei Schmidt (2008, S. 29-38). Im Anschluss werden die Verteilungsgerechtigkeit und der Umgang mit Organspendern in den Blick genommen. Auch hier wird erneut auf das Prinzip der Fallarbeit zurückgegriffen, indem ein konstruierter Fall der Arbeitsgruppe „Pflege und Ethik" (2005) aufgegriffen und analysiert wird. Die Sequenz ist neben der Emotionalität auch durch die Einnahme verschiedener Perspektiven gekennzeichnet. Perspektivverschränkung beinhaltet nicht den Anspruch, alles zu verstehen, sondern kann auch mit der Einsicht verbunden werden, warum man eine andere Person nur bedingt verstehen kann (Siebert, 1996, S. 127). Im Film werden die unterschiedlichen Perspektiven der Hauptdarstellerin aufgegriffen. In einer thematisch ähnlichen Situation wird sie zuerst als Pflegende, im Verlauf als Trainerin und am Ende als betroffene Mutter in den Blick genommen. Im Verlauf der Sequenz werden die Perspektiven der Organempfänger und die der Organspender entgegengestellt und eingenommen.

Neben der kognitiven Kompetenz wird bereits im ersten Jahr auch die affektive Ebene angesprochen, indem die Lernenden zügig mit einem Fall konfrontiert werden und diesen unter Einbezug des ICN-Kodex analysieren. Es wird deutlich, dass der Kodex in ihrer zukünftigen Berufsausübung dazu dient, Handlungen zu reflektieren und eine eigene Haltung zu entwickeln. Diese Verknüpfung des praktischen (Fall) und theoretischen Anteils (Ethikkodex) ist förderlich, damit die Lernenden Ethik von Beginn an als einen festen Bestandteil ihres Berufs wahrnehmen.

Die Einführung in das Gebiet der Ethik und die Bezüge zur pflegerischen Tätigkeit lassen sich mit Darmann-Finck durch die Ebene des technischen Erkenntnisinteresses legitimieren, indem an dieser Stelle kognitive Lernziele auf allen Anspruchsniveaus zum Einsatz kommen und Pflegesituationen aus einem fachwissenschaftlichen Blickwinkel reflektiert werden (Darmann-Finck, 2010a, S. 25). Die Lernenden werden in regelgeleitetem Handeln geschult, indem sie Pflegeprobleme unter Bezug auf fundiertes Regelwissen analysieren, erklären und insbesondere geeignete Angebote zur Unterstützung der Patienten ergreifen (Darmann-Finck, 2010b, S. 349). Dabei müssen ethische Aspekte berücksichtigt werden, damit die Autonomie des Patienten gewahrt bleibt und die Angebote individuell gewählt werden. Somit wird auch die nächste Zieldimension nach Darmann-Finck erfüllt, in der die Einzigartigkeit eines jeden Pflegeempfängers betont und dessen Anerkennung gefordert ist (Darmann-Finck, 2010b, S. 350). Dieser interaktive Prozess geschieht gemeinsam mit dem Patienten und ist als Aushandlungsprozess zu sehen. Durch die Arbeit mit Fällen in der dritten und vierten Sequenz wird das Fallverstehen gefördert und eine Urteilsbildung angebahnt (Darmann-Finck, 2010a, S. 24). Zudem setzen sich die Lernenden mit ihren eigenen Interessen, Werten und Gefühlen auseinander und reflektieren diese. Auch dies wird in der zweiten Zieldimension durch Darmann-Finck (2010a, S. 24) gefordert. Durch die Arbeit mit Fällen unter Berücksichtigung der Einzigartigkeit eines jeden Falls ist die Kompetenz des hermeneutischen Fallverstehen unabdingbar (Darmann-Finck, 2010b, S. 350). Die vierte Sequenz beschäftigt sich mit dem gesellschaftlichen Thema der Organtransplantation. Hier werden die strukturellen Gegebenheiten einer Transplantation berücksichtigt und einer Reflexion zugänglich gemacht, wie es von Darmann-Finck beabsichtigt ist: „kritische Reflexion der paradoxen und restriktiven gesellschaftlichen Strukturen der Pflege“ (Darmann-Finck, 2010a, S. 31). Durch die Einbeziehung verschiedener Perspektiven hinsichtlich der Debatte um Organspende werden die beiden Perspektiven des Patienten als Empfänger und Spender gleichermaßen berücksichtigt. Außerdem ist an dieser Stelle eine Reflexion hinsichtlich der Zielebene des Gesundheitswesens und der Institution anzustreben, da es um die Aspekte der Verteilungsgerechtigkeit (Gesundheitssystem) und den Umgang mit Organspendern im Krankenhaus (Institution) geht.

11.1.2 Zweites Ausbildungsjahr

Tabelle 10 Ethische Sequenzen im zweiten Ausbildungsjahr.

Sequenz	Ethische Inhalte	Didaktisches Prinzip	Verortung in LE der ARL NRW	Zeitlicher Umfang
5.	• Machtausübung im pflegerischen Alltag	Prinzip: Perspektivverschränkung (Siebert, 1996, S. 127) Methode: Fallarbeit anhand des Reflexionsmodells nach Rabe (2005)	IVa.4: *Pflege von Patienten und Patientinnen mit Störungen oder Einschränkungen der Beweglichkeit*	2 Stunden

Übergeordnetes Ziel Sequenz 5: Die Lernenden setzen sich mit ethischen Konflikten in ihrer eigenen Tätigkeit auseinander, indem sie eine alltägliche pflegerische Situation als ethisch relevant wahrnehmen und diese anhand einer vorgegebenen Struktur analysieren. Neben der Förderung der Argumentations- und Diskursfähigkeit beziehen sie verschiedene Perspektiven in ihre Argumentation ein und erkennen ihr eigenes Handeln als ethisch verantwortlich an. Sie setzen sich mit der Möglichkeit des Machtmissbrauchs durch Pflegende gegenüber den zu Pflegenden auseinander.				
6.	• Ethik am Lebensende ➢ Sterbehilfe und Sterbebegleitung	Prinzip: Erfahrungen einbeziehen (Schneider & Martens, 1997, S. 8) Methode: Rollenspiel, Pro-Contra-Diskussion	I.38: *Sterbende Menschen pflegen*	6 Stunden
Übergeordnetes Ziel Sequenz 6: Die Lernenden setzen sich mit ihren eigenen Erfahrungen zum Thema Tod und Sterben auseinander, indem sie ihre persönliche Haltung gegenüber Sterbenden, deren Familien und ihrer individuellen Situation reflektieren. Sie bearbeiten verschiedene Formen der Sterbehilfe und -begleitung und benennen Argumente dafür und dagegen.				
7.	• Gerechtigkeit (exemplarisch als ethisches Prinzip konturieren)	Prinzip: Deutungsmusteransatz (Siebert, 1996, S. 111) Methode: Fallarbeit anhand des Reflexionsmodells nach Rabe	II.11: *Ethische Herausforderungen für Angehörige der Pflegeberufe*	2 Stunden
Übergeordnetes Ziel Sequenz 7: Die Lernenden machen sich ihre persönlichen Deutungen bewusst, indem sie diese reflektieren und sich mit ihrem eigenen Standpunkt auseinandersetzen. Durch die Reflexion eines Einzelfalls wird die hermeneutische Kompetenz der Lernenden gefördert. Das ethische Prinzip der Gerechtigkeit wird anhand eines konkreten Falls analysiert und reflektiert.				
8.	• Ethik am Lebensanfang ➢ PND	Prinzip: Emotionalität (Siebert, 1996, S. 149) Methode: Szenisches Spiel	I.30: *Schwangere und Wöchnerinnen pflegen*	4 Stunden
Übergeordnetes Ziel Sequenz 8: Die Lernenden setzen sich mit der PND auseinander, indem sie ihren eigenen Standpunkt dazu wahrnehmen. Sie reflektieren ihre Emotionen und die eigene Haltung zu dem Thema. Sie zählen Argumente für und gegen die PND auf und reflektieren ihre Haltung.				

Didaktischer Kommentar

Im zweiten Ausbildungsjahr wird ein Schwerpunkt darauf gelegt, ethische Konflikte anhand vorgegebener Strukturen zu analysieren und die Lernenden hinsichtlich strukturiertem Vorgehen bei ethischen Problemfällen zu schulen. Des Weiteren steht die Auseinandersetzung mit der eigenen Haltung in diesem Ausbildungsjahr im Fokus des Ethikunterrichts. Am Anfang steht die ausgearbeitete fünfte Sequenz, in der die Perspektivverschränkung der Lernenden fokussiert wird.

Hinsichtlich der Themenauswahl wird im zweiten Ausbildungsjahr exemplarisch das Prinzip der Gerechtigkeit (Sequenz 7) weiter konturiert, indem es im Rahmen eines konstruierten Fallbeispiels fokussiert und durch die Lernenden analysiert wird. Das didaktische Prinzip des Deutungsmusteransatzes verfolgt hier das Ziel, den Lernenden ihre interpretierte Wirklichkeit bewusst zu machen, darüber hinaus eine ethische Diskussion zu führen, in der sie andere Meinungen aushalten und ihren Standpunkt und ihre Deutungsmuster reflektieren (Siebert, 1996, S. 111-112). Der Fall in dieser Sequenz soll zudem die reflexive Deutungskompetenz fördern (Darmann-Finck, 2008, S. 69), indem er komplex und deutungsoffen angelegt ist (Darmann-Finck, 2008, S. 74). Neben der Auseinandersetzung mit einer pflegeethischen Konfliktsituation festigen die Lernende durch das Reflexionsmodell nach Rabe ihre Kompetenz, eine ethische Entscheidungsfindung herbeizuführen.

Neben der ausgearbeiteten fünften und der beschriebenen siebten Sequenz wird in diesem Ausbildungsjahr auf die beiden großen gesellschaftlichen Themenfelder der Ethik am Lebensanfang und am Lebensende eingegangen.

In der sechsten Sequenz wird an die Erfahrungen der Auszubildenden angeknüpft. Dadurch wird eine andere Perspektive eingenommen und die emotionale Ebene der Sterbehilfe-Debatte fokussiert. In dieser Sequenz ist es wichtig, die Teilnehmer einzubeziehen und an ihre Erfahrungen anzuknüpfen. Das Sammeln von Argumenten für und gegen die Sterbehilfe fördert zudem die Argumentationsfähigkeit der Lernenden.

Die Sequenzen 6 und 8 sind durch ein hohes Maß an Emotionalität gekennzeichnet. In diesen Sequenzen kommen zwei erfahrungsorientierte Lernformen zum Einsatz: Das Rollenspiel und das szenische Spiel. Diese Lernformen bieten sich an, wenn die affektive Ebene angesprochen wird und eine Haltung bei den Lernenden fokussiert wird. Die Wahrnehmung und Auseinandersetzung mit den eigenen Gefühlen und die emotionale Beteiligung der Lernenden sind zwar Ziele in der Arbeit mit Selbsterfahrung, sie muss aber darüber hinausgehen und auch Wege aus der Betroffenheit aufzeigen und Möglichkeiten zur Distanzierung bieten (Rabe, 2009, S. 213). Mit Hilfe des szenischen Spiels können sich die Lernenden laut Scheller in andere Menschen hineinversetzen und Gemeinsamkeiten und Unterschiede in ihren Erfahrungen entdecken. Im Anschluss werden eigene bewusste und auch vergessene Verhaltens,- Denk,- und Wahrnehmungsmöglichkeiten aufgespürt und erweitert (Scheller, 2012, S. 168). Mit dieser Methode werden bewusste und unbewusste Vorstellungen erschlossen, Ereignisse verdeutlicht und dadurch besser verstanden und eigene Anteile (wieder)entdeckt (Scheller, 2012, S. 169-170).

Mit Darmann-Finck lässt sich dieses Ausbildungsjahr besonders hinsichtlich des praktischen Erkenntnisinteresses legitimieren, indem die Urteilsbildung der Lernenden eine wichtige Rolle in den Sequenzen einnimmt (2010a, S. 24). Um zu einem elaborierten Urteil zu gelangen, müssen am Lernort Schule handlungsentlastende Reflexionen durchgeführt werden, in denen Handlungsalternativen erprobt und die Wahrnehmungs-, Empathie-, und Empfindungsfähigkeit gefördert werden (Darmann-Finck, 2010a, S. 29). Diese Forderungen werden einerseits durch den Einsatz des Reflexionsmodells nach Rabe andererseits durch den Aufbau der konstruierten Fälle erfüllt. Anhand des Modells nach Rabe wird die Fähigkeit zur Einnahme unterschiedlicher Perspektiven, die Diskurs- und Konfliktfähigkeit und die Arbeit anhand eines konkreten Ablaufs bei den Lernenden gefördert. Dies soll dazu beitragen, dass die Lernenden ein begründetes Urteil fällen. Durch den Einsatz der erfahrungsbezogenen Methoden des Rollenspiels und des szenischen Spiels werden weiterhin die Wahrnehmungs- und Empathiefähigkeit ausgebaut.

11.1.3 Drittes Ausbildungsjahr

Tabelle 11 Ethische Sequenzen im dritten Ausbildungsjahr.

<table>
<tr><th>Sequenz</th><th>Ethische Inhalte</th><th>Didaktisches Prinzip</th><th>Verortung in LE der ARL NRW</th><th>Zeitlicher Umfang</th></tr>
<tr><td>9.</td><td>• klinische Ethik:
➢ Ethische Fallbesprechung
➢ Ethik-Beratung
➢ Nimwegener Methode</td><td>Prinzip: Berufliche Handlungskompetenz fördern (Schneider & Martens, 1997, S. 9).
Methode: POL nach Darmann-Finck</td><td>II.11: Ethische Herausforderungen für Angehörige der Pflegeberufe
I.27: mit anderen Berufsgruppen zusammenarbeiten</td><td>12 Stunden</td></tr>
<tr><td colspan="5">Übergeordnetes Ziel Sequenz 9: Die Lernenden erweitern ihre ethische Kompetenz, indem wie selbstgesteuert und methodengeleitet ein ethisches Problem ausarbeiten. Sie setzen sich mit den unterschiedlichen Ebenen der klinischen Ethik auseinander und kennen die Strukturen der klinischen Ethikberatung in ihrem Ausbildungsbetrieb. Sie lernen den Ablauf einer ethischen Fallbesprechung anhand der Nimwegener Methode kennen und nehmen ihre Aufgabe innerhalb dieser Methode wahr, um sie in ihrer beruflichen Tätigkeit verantwortlich auszuführen.</td></tr>
<tr><td>10.</td><td>• Pflegeethisches Problem anhand eines realen Falls bearbeiten</td><td>Prinzip: Erfahrungsorientierung (Scheller, 1987, S. 53; Siebert, 1996, S. 109)
Methode: Fallarbeit anhand der Ulmer Methode</td><td>II.23: Helfen und Hilflos-sein</td><td>4 Stunden</td></tr>
<tr><td colspan="5">Übergeordnetes Ziel Sequenz 10: Die Lernenden analysieren und reflektieren ein pflegeethisches Problem, indem ein Mitschüler einen selbst erlebten Fall vorstellt. Sie bearbeiten diesen anhand eines Modells. Durch die Schilderung eines Mitschülers nehmen sie erneut die Dimension der Gefühle im Rahmen der Fallschilderung wahr, setzen sich darüber hinaus aber auch mit den Argumenten des aufgeführten Problems auseinander und diskutieren diese.</td></tr>
</table>

11.	• Fürsorge als ethisches Prinzip konturieren ➢ Paternalismus	Prinzip: Pflegehandlung begründen (Schneider & Martens, 1997, S. 12) Methode: Fallarbeit anhand der Nimwegener Methode	II.9: *Pflegen als Beruf*	2 Stunden
Übergeordnetes Ziel Sequenz 11: Die Lernenden festigen ihre Diskurs- und Moderationsfähigkeit, indem sie in Kleingruppen eigenständig eine ethische Fallbesprechung anhand der Nimwegener Methode durchführen. Sie erweitern ihre Fähigkeit zur Einnahme unterschiedlicher Perspektiven, üben die eigenständige Moderation einer ethischen Fallbesprechung und erlangen Sicherheit in der Durchführung. Dies dient den Lernenden als Vorbereitung auf die Mitarbeit bei ethischen Entscheidungsfindungen im klinischen Alltag.				

Didaktischer Kommentar

Im dritten Ausbildungsjahr spielt der Erwerb der praktischen Kompetenz nach Schnell & Seidlein (2016, S. 229) eine wichtige Rolle. Der Ethikunterricht dient in diesem Zeitraum dazu, praktische Fähigkeiten und Fertigkeiten einzuüben und weiter zu festigen. Durch das Reflexionsmodell von Marianne Rabe werden die Schüler bereits im zweiten Ausbildungsjahr mit der Suche nach einer ethischen Entscheidungsfindung konfrontiert. Im dritten Ausbildungsjahr wird dieses dann auf die Arbeit im Krankenhaus übertragen, indem in der Sequenz 9 die klinische Ethik ins Zentrum der Aufmerksamkeit rückt und ethische Entscheidungsfindungen im klinischen Setting fokussiert und konturiert werden. Durch die Methode des POL wird zudem die Methodenkompetenz der Lernenden gefördert, die notwendig ist, um handlungsfähig zu werden.

In der zehnten Sequenz steht ein selbst erlebtes pflegeethisches Problem eines Lernenden im Fokus. An dieser Stelle wird als Methode die sogenannte Ulmer Methode eingesetzt. Sie ist dadurch gekennzeichnet, dass die Darstellung des Falls immer dann unterbrochen wird, wenn eine Entscheidung zu treffen ist, mag sie auch noch so klein sein (Sponholz & Baitsch, 1998, S. 192-198 zit. nach Rabe, 2009, S. 252). Durch diese Methode werden die Lernenden laut Rabe (2009, S. 252) schnell mit dem hohen Entscheidungsdruck konfrontiert, der in der Praxis vorherrscht. Die Wahrnehmung der Emotionen wird in dieser Sequenz vermutlich eine wichtige Rolle einnehmen. Die vorherigen Einheiten, in denen Filmsequenzen analysiert werden und erfahrungsorientierte Lehrmethoden zum Einsatz kommen, können als Vorbereitung darauf gesehen werden, jetzt einen real erlebten Fall (inkl. der möglichen Betroffenheit) eines Mitschülers zu analysieren. Als didaktisches Prinzip wird an dieser Stelle die Erfahrungsorientierung gewählt. Eine selbsterlebte Situation eines Lernenden wird aufgegriffen und analysiert. Scheller beschreibt, dass es hauptsächlich Ungerechtigkeiten, Fehlentscheidungen oder Konflikte sind, die die Schüler betroffen machen, die im Schulalltag jedoch oftmals nicht aufgegriffen werden (1987, S. 53). Siebert (1996, S. 109) stellt den Zusammenhang zwischen emanzipatorischem Lernen und der Anknüpfung an Erfahrungen dar. Konflikterfahrungen der Lernenden sollen thematisiert und reflektiert werden, damit die Bereitschaft zur Veränderung der gesellschaftlichen Verhältnisse gefördert wird. Diesen Ansprüchen wird die Sequenz gerecht.

In der elften Sequenz liegt der Schwerpunkt auf der Einübung der Moderationsfähigkeit der Lernenden. Durch die Arbeit in Kleingruppen können mehrere Lernende in die Rolle des Moderators eintauchen. Hilfreich wäre an dieser Stelle ein Teamteaching, bei dem nach vorheriger Absprache der Lehrenden (Siebert, 1996, S. 242) die Kleingruppen engmaschig und intensiv betreut werden und eine Rückmeldung zu ihren Fallbesprechungen erhalten. Eine weitere Möglichkeit bestünde darin, eine Fallbesprechung exemplarisch am Ende vorstellen zu lassen und im Plenum zu reflektieren. Das Prinzip der Fürsorge wird oftmals mit Bevormundung und Paternalismus in Zusammenhang gebracht. In ihrem didaktischen Prinzip *Pflegehandlung begründen*, beschreiben Schneider & Martens, dass es für Pflegekräfte unabdingbar ist, eigenes Handeln zu begründen und dass Pflegende sich immer über das Wozu und Warum ihres eigenen Handelns im Klaren sein müssen (1997, S. 12). Dies kann darauf bezogen werden, dass eine Pflegekraft auch immer reflektieren muss, ob sie nach dem Prinzip der Fürsorge handelt und dabei auch die Sicht des Patienten in die Begründung ihres Handelns einbezieht.

Die Legitimation der Sequenz 9 lässt sich mit den POL-Ansatz nach Darmann-Finck (2008) durchführen. Durch die Bearbeitung eines realen Falls in der zehnten Sequenz, wird das praktische Erkenntnisinteresse ins Zentrum gerückt. Es geht um die „eigenen biografisch geprägten Interessen, Gefühle, Motive und Werte“ (Darmann-Finck, 2010a, S. 24) eines Schülers, über die sich die Lernenden verständigen und diese analysieren. Dafür werden ethische Prinzipien, Werte und Normen hinzugezogen und der Fall somit argumentativ bearbeitet. Auch in der elften Sequenz steht das praktische Erkenntnisinteresse im Vordergrund, da die Ziele in der Urteilsbildung und im Fallverstehen liegen (Darmann-Finck, 2010a, S. 24). Dies wird durch die Arbeit mit einem deutungsoffenen Fall ermöglicht.

11.2 Exemplarische Sequenzen

An dieser Stelle erfolgt die Darstellung der drei gewählten ethischen Sequenzen, die näher ausgearbeitet sind. Diese Sequenzen unterscheiden sich durch ihre unterschiedlichen Schwerpunkte. Während im ersten Ausbildungsjahr zunächst Überblickwissen vermittelt wird und dies in der aufgeführten Sequenz noch nicht mit der Methode der Fallarbeit erfolgt, nehmen die beiden darauffolgenden Sequenzen einen Fall zum Ausgangpunkt der Bearbeitung. Im Anschluss erfolgt jeweils ein didaktischer Kommentar zu den vorangegangenen Sequenzen.

11.2.1 Sequenz 2: „Und was hat das alles mit uns zu tun?“

Tabelle 12 Didaktische Übersicht Sequenz 2.

Zeitlicher Umfang	180 Minuten
Verortung in der Gesundheits- und Krankenpflegeausbildung	1. Ausbildungsjahr
Konkrete ethische Inhalte	Themen und Aufgaben der Pflegeethik Verknüpfung zur allgemeinen Ethik Ethische Prinzipien (Autonomie, Gerechtigkeit, Fürsorge, Nicht-Schaden) und ihre Konflikte (Dilemmasituationen) Medizinethik, Pflegeethik, Gesundheitsethik
Zuordnung in Lerneinheit zur ARL NRW	II.11: Ethische Herausforderungen für Angehörige der Pflegeberufe
Übergeordnetes Ziel	Die Lernenden erkennen einen Zusammenhang zwischen Ethik und ihrer pflegerischen Tätigkeit, indem sie erste konkrete Bezüge zwischen ihrer beruflichen Tätigkeit und dem Gebiet der Ethik herstellen. Sie nehmen Ethik als einen Aspekt der pflegerischen Tätigkeit wahr und erarbeiten ethische Konflikte, die sich in ihrer Berufsausübung ergeben können. Dadurch werden die Lernenden für die Verantwortung ihres eigenen Handelns sen-

	sibilisiert. Sie benennen Argumente für und gegen die Eigenständigkeit der Pflegeethik und entwickeln einen eigenen Standpunkt zu der Thematik.
Zu fördernde Kompetenzen	**Die Lernenden...** Fachkompetenz • ...erkennen das Vorhandensein von ethischen Konflikten im Pflegealltag. • ...formulieren Argumente für bzw. gegen die Zuordnung der Pflegeethik zur Medizinethik. Methodenkompetenz • ...ordnen ethische Konflikte den ethischen Prinzipien von Beauchamp & Childress zu. Sozialkompetenz • ...diskutieren wertschätzend und unter Einhaltung der Gesprächsregeln die Zuordnung ethischer Konflikte zu den Prinzipien. • ...akzeptieren andere Meinungen in Bezug auf die Eigenständigkeit der Pflegeethik zur Medizinethik und formulieren innerhalb ihrer Gruppe gemeinsam ein Argument. Personalkompetenz • ...nehmen das Vorhandensein von ethischen Konflikten in ihrem eigenen pflegerischen Alltag wahr. • ...formulieren im Schreibgespräch ihre Meinung und erhalten einen Einblick in verschiedene Perspektiven eines Themas. • ...nehmen Gegenargumente hin und setzen sich mit ihnen auseinander.
Einbettung in die Lernsituation	Mitte der Lernsituation II.11
Didaktisches Prinzip	Theoretische und praktische Inhalte vernetzen (Schneider & Martens, 1997, S. 6)
Didaktischer Ansatz	AVIVA©-Modell (Städeli, Grassi, Rhiner & Obrist, 2013)
Methoden	• Brainstorming • Schreibgespräch • Reflexionsrunde nach TZI (Themenzentrierte Interaktion)

Didaktischer Kommentar

Diese Sequenz wird mit dem AVIVA©-Modell unterrichtet Das Modell von Städeli et al. (2013) ist nach den Anfangsbuchstaben der Unterrichtsphasen benannt (**A**=Ankommen, **V**=Vorwissen aktivieren, **I**=Informieren, **V**=Verarbeiten und **A**=Auswerten). Dieser Ansatz bietet sich an, da in diesem kompetenzorientierten Unterricht gezielt Ressourcen aufgebaut werden und Lernenden Situationen ermöglicht werden, ihre Kompetenzen zu erlangen, indem sie ihre Ressourcen aktivieren und darüber Erfahrungen sammeln (2013, S. 12). Unter Kompetenz verstehen die Autoren die Fähigkeit, Ressourcen zu aktivieren und funktional und kreativ miteinander zu kombinieren, um konkrete Situation bewältigen zu können (2013, S. 10). Zu den Ressourcen zählen Wissen, Fertigkeiten und Haltungen der Lernenden (2013, S. 10). Das AVIVA©-Schema eignet sich besonders gut, da der Ansatz die Haltungen der Lernenden als Ressourcen anerkennt. Da diese Sequenz insgesamt 180 Minuten dauert, werden die Phasen zum Teil wiederholt.

Nach der Eröffnung des Unterrichts gibt der Lehrende eine kurze Übersicht zu den ethischen Prinzipien und den Definitionen von Ethik, falls die erste Lernsequenz längere Zeit zurückliegt. Dazu eignen sich die erarbeiteten Materialien aus der ersten Lernsequenz. Zudem gibt der Lehrende einen kurzen Input dazu, was unter einem ethischen Konflikt verstanden wird. In der nächsten Phase geht es um die Aktivierung von Vorwissen. Dafür ist es sinnvoll, dass die zweite Lernsequenz nach einem praktischen Einsatz erfolgt, damit die Lernenden bereits Erfahrungen aus ihrer Praxis einbeziehen können. Dies geschieht in dieser Sequenz mit der Methode des Brainstormings (Städeli et al., 2013, S. 49) unter der Fragestellung, welche ethischen Konflikte sich im Pflegealltag nach Meinung der Lernenden ergeben können. Hieran anknüpfend erfolgt die Phase des Informierens, in der der Lehrende ein kurzes Referat (Städeli et al., 2013, S. 59) hält, welche Zusammenhänge zwischen ethischen Konflikten im Bereich der Pflege und den bekannten Prinzipien der Ethik hergestellt werden können. In der Verarbeitungsphase geht es darum, neue Ressourcen weiter zu verankern und das Gelernte zu vertiefen sowie mit bestehendem Wissen zu verknüpfen (Städeli et al., 2013, S. 75). Städeli et al. (2013, S. 77) empfehlen an dieser Stelle z.B. Einzel- oder Gruppenarbeiten. Besonders geeignet ist hierfür ein Grundprinzip des kooperativen Lernens, das beide Sozialformen berücksichtigt: Das „think – pair – share“ Prinzip nach Brüning & Saum (2006, S. 17). Hierbei machen sich die Lernenden zunächst eigene Gedanken, bevor sie diese mit einem Partner austauschen und am Ende gemeinsam im Plenum diskutieren. Die

Aufgabenstellung hierzu lautet: „Ordnen Sie die ethischen Konflikte des Pflegealltags den ethischen Prinzipien zu.“ Bei diesem Arbeitsauftrag können die Lernenden zu unterschiedlichen Ergebnissen bei der Zuordnung kommen. Diese Ergebnisse werden zum Gegenstand der anschließenden Plenumsdiskussion gemacht und exemplarisch für einen ethischen Konflikt ausgearbeitet. Dadurch werden die ethischen Prinzipien erneut diskutiert, unter einem praktischen Aspekt konturiert und die Sicherheit der Lernenden durch die gemeinsame Absprache erhöht.

Da es sich um eine 180-minütige Sequenz handelt, folgt an dieser Stelle nicht die Auswertungsphase, sondern eine erneute Informationsphase. Die Lernenden erhalten an dieser Stelle Texte zu den Aufgabenfeldern und Definitionen der Pflegeethik und einen schriftlichen Arbeitsauftrag, der den Anforderungen von Städeli et al. (2013, S. 66) entspricht. Im Anschluss an die Erarbeitung werden die Ergebnisse zusammengetragen und ggf. durch die Lehrkraft ergänzt. Daran anknüpfend stellt der Lehrende das Verhältnis von Pflegeethik und Medizinethik dar. Hierzu zeigt er auf, welche Argumente für und gegen die Eigenständigkeit der Pflegeethik genannt werden. Dies dient dazu, den Lernenden einen Überblick über das komplexe Feld zu geben und sie mit unterschiedlichen Argumenten und Perspektiven in Kontakt zu bringen. In der darauffolgenden Verarbeitungsphase kommt eine modifizierte Variante des Schreibgesprächs zum Einsatz. Dabei tauschen sich die Lernenden innerhalb einer Kleingruppe schriftlich zu einer Fragestellung, einem Begriff oder einer These aus. Nachdem sie ihre eigenen Gedanken niedergeschrieben haben nehmen sie im Anschluss jeweils Bezug auf die Formulierungen der anderen Gruppenmitglieder (Welk, 2008, S. 133). Die Frage dazu lautet: „Was meinen Sie: Halten Sie eine eigene Ethik der Pflege für sinnvoll?“ Laut Janssen (2008, S. 38) eignet sich diese Methode in einer Erarbeitungsphase und bietet den Vorteil, dass durch die Arbeit in Stille auch zurückhaltende Lernende “zu Wort“ kommen und den Schülern die Möglichkeit eröffnet wird, zunächst nachzudenken und im Anschluss unbeeinflusst ihre Gedanken zu formulieren. Die Methode wird insoweit modifiziert, als dass die Lernenden nach dem Schreibgespräch zu einem gemeinsamen Gruppenergebnis kommen sollen und das ihrer Meinung nach wichtigste Argument für ihre Stellungnahme ausformulieren. Die gemeinsame Festlegung auf ein Argument regt neben der Diskursfähigkeit und der Einnahme unterschiedlicher Perspektiven auch die konkrete Formulierung eines Arguments an. Dies ist für die Lernenden zu Beginn oftmals eine große Herausforderung und die Gruppenarbeiten müssen dementsprechend durch den Lehrenden eng begleitet und die Arbeitsergebnisse im Anschluss gemeinsam ausgewertet werden.

Die Sequenz endet mit der Auswertung. Hierbei werden die vergangenen Unterrichtsphasen innerlich erneut hinterfragt und nachvollzogen (Städeli et al., 2013, S. 89). Dies geschieht mit der Reflexionsrunde nach TZI, die eine Variante des Blitzlichts darstellt. Dabei äußern die Lernenden ihre Meinungen und Empfindungen unter den Teilaspekten Ich, Wir, Es und Globe (Belling, 2008, S. 120) zu der Überschrift: „Rückmeldung zur Pflegeethik“. Diese Aussage wird bewusst offengehalten, damit die Lernenden sowohl zu den Themen der Pflegeethik, als auch zur Eigenständigkeit der Pflegeethik Stellung beziehen können und somit die gesamte Sequenz reflektiert wird.

11.2.2 Sequenz 5: „Ich bin schon fertig...“

Tabelle 13 Didaktische Übersicht Sequenz 5.

Zeitlicher Umfang	90 Minuten
Verortung in der Gesundheits- und Krankenpflegeausbildung	2. Ausbildungsjahr
Konkrete ethische Inhalte	Machtmissbrauch durch Pflegende Paternalistisches Verhalten Verletzung der Autonomie des Patienten Fürsorge und Nicht-Schaden vs. Autonomie Verantwortung als Prinzip
Zuordnung in Lerneinheit zur ARL NRW	IVa. 4: Pflege von Patienten und Patientinnen mit Störungen oder Einschränkungen der Beweglichkeit
Übergeordnetes Ziel	Die Lernenden setzen sich mit ethischen Konflikten in ihrer eigenen Tätigkeit auseinander, indem sie eine alltägliche pflegerische Situation als ethisch relevant wahrnehmen und diese anhand einer vorgegebenen Struktur analysieren. Neben der Förderung der Argumentations- und Diskursfähigkeit beziehen sie verschiedene Perspektiven in ihre Argumentation ein und erkennen ihr eigenes Handeln als ethisch verantwortlich an. Sie setzen sich mit der Möglichkeit des Machtmissbrauchs durch Pflegende gegenüber den zu Pflegenden auseinander.

Zu fördernde Kompetenzen	**Die Lernenden...** Personalkompetenz: • ...artikulieren eigene moralische Gefühle (in Anlehnung an Borchert, 2008, S. 16). • ...nehmen ihre Machtposition gegenüber den Patienten wahr und reflektieren sie hinsichtlich ihres eigenen pflegerischen Handelns. Methodenkompetenz: • ...analysieren und reflektieren ein ethisches Problem anhand eines Modells. • ...formulieren Argumente für ihre eigene Meinung. • ...begründen Argumente gegenüber Mitschülern. Sozialkompetenz: • ...versetzen sich in die Lage der beteiligten Personen und beziehen ihre Sichtweisen in die Diskussion ein. • ...diskutieren wertschätzend ihre Ergebnisse und akzeptieren die Meinung anderer. • ...treten in einen Diskurs mit anderen über feste Meinungen und Gewohnheiten (in Anlehnung an Borchert, 2008, S. 16). Fachkompetenz: • ...identifizieren die ethische Fragestellung des Falls. • ...benennen den Konflikt zwischen den Prinzipien der Autonomie, der Fürsorge und des Nicht-Schadens.
Einbettung in die Lernsituation	Ende der Lerneinheit IVa.4.
Didaktisches Prinzip	Perspektivverschränkung (Siebert, 1997, S. 127)
Didaktischer Ansatz	Ethische Fallreflexion nach Rabe (2005)
Methoden	Ethische Fallreflexion nach Rabe unter Einbezug folgender Mikromethoden (in Anlehnung an Muster-Wäbs et al., 2011, S. 95): • Fallarbeit • Satzanfänge • Plenumsdiskussion • Gruppenarbeiten (arbeitsteilig/arbeitsgleich)

Der Fall (eigene Erstellung)

„Ich bin schon fertig…“

Frau Bischoff ist eine 75 Jahre alte Dame, die auf der chirurgischen Station liegt. Sie hatte seit längerer Zeit Schmerzen an der Hüfte und hat in der Klinik ein neues Hüftgelenk eingesetzt bekommen. Die Operation liegt mittlerweile vier Tagen zurück. Frau Bischoff hat einen hohen Schmerzmittelbedarf und gibt immer wieder starke Schmerzen bei der Lagerung an. Jeden Nachmittag um 15 Uhr erhält die Patientin Besuch von ihrem Ehemann, der sich liebevoll um seine Frau kümmert und immer ein Lächeln auf den Lippen hat. Die enge Beziehung der Eheleute zueinander und das gegenseitige Vertrauen ineinander ist spürbar. Ihr Mann tut Frau Bischoff gut und sie fühlt sich umgehend besser, wenn er da ist. Ihre Immobilität macht Frau Bischoff sehr unglücklich und sie fühlt sich hilflos.

Im Spätdienst ist heute Pflegekraft Ulla Meier für Frau Bischoff zuständig. Als sie um 14.30 Uhr das Zimmer der Dame betritt, geht ihr erster Blick zum Lagerungsplan der Patientin, der über dem Bett hängt. Direkt fällt der Pflegekraft auf, dass Frau Bischoff seit vier Stunden nicht gelagert wurde. Umgehend tritt sie an das Bett der schlafenden Patientin und beginnt mit der Umlagerung, um einen Dekubitus zu vermeiden, noch bevor Frau Bischoff richtig wach ist. Erschrocken fährt die Patientin zusammen, als sie bemerkt, dass ihr das Kissen unter dem Kopf entzogen wird. Erst da sieht sie, dass es die Pflegekraft ist, die ihre Lagerungshilfe entfernt.

Ulla: „Hallo Frau Bischoff, wie geht es Ihnen? Ich musste sie dringend umlagern, das war schon wieder vier Stunden her, dass wir Ihre Position gewechselt haben. Sie wissen ja, wie wichtig das im Moment bei Ihnen ist, da sie sich noch nicht wieder selbst bewegen können.“

Schmerzverzerrt verzieht Frau Bischoff das Gesicht und ihr entfährt ein Seufzer.

Frau Bischoff: „Ich war noch gar nicht richtig wach. Eigentlich dachte ich, wir könnten das mit der Lagerung machen, wenn mein Mann auch da ist. Der unterstützt mich dann immer und das macht das Ganze für mich so viel angenehmer.“

Ulla: „Ach, ich bin schon fertig. Jetzt haben Sie schon wieder Ruhe vor mir. Ihr Mann kann ja beim nächsten Mal mit anpacken. Hat doch gut geklappt gerade.“

Die Pflegekraft verlässt das Zimmer und Ulla bleibt alleine zurück.

Didaktischer Kommentar

Das übergeordnete Ziel dieser Sequenz liegt darin, die Lernenden für ihr eigenes verantwortliches Handeln zu sensibilisieren und ethische Aspekte in einer pflegerisch alltäglichen Handlung zu erkennen. Die Beziehung zwischen Pflegenden und den zu Pflegenden ist laut Darmann-Finck asymmetrisch, da Pflegenden die Möglichkeit offen steht, den Patienten etwas vorzuenthalten oder aber sie zu etwas zu zwingen (2010a, S. 34). Wenn sie jedoch die Autonomie des Patienten wahren und ihn unterstützen wollen, ist von einer symmetrischen Beziehung auszugehen. Werden diese Widersprüche unreflektiert gehandhabt, kann es somit zum Machtmissbrauch durch Pflegekräfte kommen (Darmann-Finck, 2010a, S. 24). In Anlehnung an Bobbert (2012, S. 62) kann festgestellt werden, dass in dem aufgeführten Fall die Autonomierechte von Frau Bischoff verletzt werden, auch wenn sich die Pflegekraft dessen nicht bewusst zu sein scheint und sie darauf aus ist, zum Wohl der Patientin beizutragen. Die Thematik deckt sich mit der Forderung verschiedener Autoren aus dem Bereich der Pflegeethik, Pflegehandlungen als Ausgangspunkt für ethische Diskussionen zu nehmen und diese zu reflektieren (u.a. Schnell & Seidlein, 2016, S. 230; Schröck, 1995). Mit dem aufgeführten Fall werden die ethischen Prinzipien der Autonomie und der Fürsorge konturiert und das Prinzip der Verantwortung aufgegriffen.

Der geschlossene Fall, der zum größten Teil aus der Perspektive der Patientin geschildert wird, verfolgt das Ziel die hermeneutische Kompetenz der Lernenden zu fördern. Die Durchführung der Lagerung ist eine Tätigkeit, die dem Bereich des Regelwissens zugeordnet werden kann. Der Fokus liegt in diesem Fall jedoch nicht darauf, korrekte Lagerungstechniken zu erlernen oder verschiedene Positionswechsel zu thematisieren. Vielmehr geht es darum, die Lagerung aus der Sicht einer Patientin (also eines Einzelfalls) wahrzunehmen und festzustellen, welche Wünsche und Ängste Frau Bischoff mit dieser pflegerischen Tätigkeit verbindet. Die Pflegekraft Ulla Meier nimmt diese Emotionen offenkundig nicht wahr und führt ihre Tätigkeit ungeachtet dessen aus, obwohl es durchaus Anzeichen gibt, die auf die Emotionen der Patientin hindeuten. Die Situation von Frau Bischoff lässt Spielraum für verschiedene Deutungen, die die Lernenden durch die Einnahme der verschiedenen Perspektiven in der ethischen Reflexion aufgreifen und thematisieren können.

Das Ziel der dritten Zieldimension von Darmann-Finck besteht in der Auseinandersetzung der Auszubildenden mit den Folgen ihres eigenen Tuns bzw.

Unterlassens (2010b, S. 352). Sie favorisiert in diesem Zusammenhang Methoden, die darauf abzielen, Konsequenzen hinsichtlich ihrer verschiedene Handlungsalternativen im Hinblick auf bestimmte Werte und Ziele zu bewerten (2010b, S. 356). Diese Forderung wird mit dem Reflexionsmodell nach Rabe (2005) erfüllt (näheres dazu s. Gliederungspunkt 8 dieser Arbeit).

In ihrer Situationsanalyse fordert Rabe dazu auf, die Sicht aller am Fall beteiligten Personen einzunehmen. Hierdurch wird die Kompetenz zur Perspektivverschränkung gefördert. Indem unterschiedliche Handlungsmöglichkeiten erarbeitet und hinsichtlich der Folgen für die beteiligten Personen bewertet werden, wird zudem Empathiefähigkeit und Argumentationsfähigkeit angebahnt. In diesem Fall spielt neben der Pflegekraft und der Patientin auch ihr Ehemann eine Rolle. Die Schüler können an dieser Stelle Vermutungen äußern, warum die Pflegekraft die Patientin nicht vor der Lagerung geweckt hat oder sie gefragt hat, was ihr die Lagerung erleichtern könnte. Außerdem kann darüber gemutmaßt werden, ob Frau Bischoff nicht direkt hätte signalisieren können, dass sie noch nicht zur Lagerung bereit ist, z.B. durch einen Stopp-Ruf ihrerseits. Des Weiteren kann überlegt werden, inwieweit sich der Ehemann als Hilfsperson bei der Lagerung eignet. Daran anknüpfend können die Schüler mögliche Handlungsalternativen für die Situation erarbeiten. Beispiele wären hierfür ob die Lagerung zu einem späteren Zeitpunkt hätte durchgeführt werden können oder ob es andere Möglichkeiten gegeben hätte, die Situation für die Patientin angenehmer zu gestalten.

In der nächsten Phase des Reflexionsmodells steht die ethische Reflexion im Vordergrund. In diesem Fallbeispiel kann auf die Prinzipien der Autonomie, der Fürsorge und des Nicht-Schadens Bezug genommen werden. Auch das Prinzip der Verantwortung als zentrales Element wird hier deutliche, da die Pflegekraft zwar ihr Regelwissen anwendet und die Patientin lagert, wie es ihr erforderlich erscheint, sie diese jedoch bevormundet und nicht in die Maßnahme einbezieht. Sie kommt somit zwar ihrer pflegerischen Verantwortung nach einen Dekubitus zu vermeiden (Nicht-Schaden), verletzt jedoch die Autonomie der Patientin, indem sie sie nicht in die Pflegemaßnahme einbezieht. Zudem verletzt sie das Prinzip der Fürsorge, dass dazu anhält, das Wohlergehen eines Menschen bei einer Handlung zu achten. Durch den nächsten Schritt dieser Phase, der die Auseinandersetzung mit den verschiedenen Verantwortungsebenen anstrebt, können die Lernenden erarbeiten, ob es sich lediglich um den persönlichen Verantwortungsbereich der Pflegekraft handelt oder ob der Umgang mit der Patientin auch einem institutionellen und gesellschaftspolitischen Einfluss unterliegt. Ist es der Pflegenden aus Zeitgründen möglich, eine Maßnahme zu einem späteren Zeitpunkt auszuführen? Warum wurde die Patientin nicht regelgerecht von ihrer Kollegin gelagert? Ist gerade die Mittagszeit eine Zeit, in der immer wieder Pflegemaßnahmen vergessen werden, da hier die pflegerische Übergabe stattfindet? Und wenn ja, wie kann dem entgegengewirkt werden?

In der letzten Phase werden bei Rabe die Ergebnisse festgehalten und diskutiert. Dies fordert die Lernenden auf, Argumente zu entwickeln und diese zu bewerten, andere Sichtweisen anzunehmen und zu akzeptieren, aber auch den eigenen Standpunkt zu vertreten. In diesem Fall könnte es sein, dass ein Konsens darüber erzielt werden würde, dass die Pflegekraft die Patientin vor der Maßnahme hätte wecken sollen. Die Meinungen der Lernenden können jedoch auseinandergehen, ob die Pflegekraft warten sollte, bis der Ehemann da ist, um die Lagerung gemeinsam durchzuführen. Hierbei müsste z.B. auch in die Überlegung einbezogen werden, wie die Hilfe durch den Ehemann aussehen könnte und ob sie auf emotionaler oder körperlicher Ebene stattfinden würde.

Es wird deutlich, dass mit dem Reflexionsmodell nach Rabe (2005) die Perspektiven der beteiligten Personen des Falls aufgegriffen und bearbeitet werden. Die Lernenden setzen sich mit unterschiedlichen Sichtweisen auseinander und bemerken dadurch, dass es in ihrer beruflichen Tätigkeit nicht nur darum geht, Sachverhalte (in diesem Beispiel die Lagerung) korrekt durchzuführen, sondern auch die Perspektive des Patienten einbezogen werden muss, damit das eigene Handeln als verantwortlich und moralisch gerechtfertigt angesehen werden kann. Die Wahl einer alltäglichen pflegerischen Handlung unterstreicht, dass Ethik nicht nur für Therapieentscheide und Pränataldiagnostik relevant ist, sondern viele Bezugspunkte zur pflegerischen Tätigkeit beinhaltet. Die systematische Reflexion eines pflegerischen Problems bereitet darauf vor, eigene Standpunkte wahrzunehmen und zu vertreten, jedoch auch andere Perspektiven zu akzeptieren. Diese Grundhaltung muss gefördert werden, wenn es darum geht, die Diskurs- und Argumentationsfähigkeit der Lernenden auszubilden.

Eine pflegerische Situation als Ausgangspunkt für einen pflegeethischen Konflikt zu nehmen erfüllt die Forderung des Lernfeldkonzeptes, berufliche Handlungen zu fokussieren. Zudem werden die Konzepte der Teilnehmeraktivität und der Praxisrelevanz, die Lay (2012, S. 321-322) in diesem Zusammenhang als Prinzipien des handlungsorientierten Unterrichts aufführt, in der dargestellten Sequenz erfüllt. Die Teilnehmer sind aktiv an der Bearbeitung des Konflikts beteiligt. Die Fokussierung auf die Lagerung stellt zudem eine berufliche Handlung dar, die den Auszubildenden aus ihrem eigenen pflegerischen Handeln bekannt ist und somit eine hohe Praxisrelevanz besitzt.

11.2.3 Sequenz 9: „Wie geht es denn jetzt weiter?"

Tabelle 14 Didaktische Übersicht Sequenz 9.

Zeitlicher Umfang	12 Stunden
Verortung in der Gesundheits- und Krankenpflegeausbildung	3. Ausbildungsjahr
Konkrete ethische Inhalte	Klinische Ethik Strukturen der Ethikberatung (Modelle der Ethikberatung) Ethische Entscheidungsfindung (ethische Fallbesprechung anhand der Nimwegener Methode)
Zuordnung in Lerneinheit zur ARL NRW	II.11: Ethische Herausforderungen für Angehörige der Pflegeberufe I.27: mit anderen Berufsgruppen zusammenarbeiten
Übergeordnetes Ziel	Die Lernenden erweitern ihre ethische Kompetenz, indem wie selbstgesteuert und methodengeleitet ein ethisches Problem ausarbeiten. Sie setzen sich mit den unterschiedlichen Ebenen der klinischen Ethik auseinander und kennen die Strukturen der klinischen Ethikberatung in ihrem Ausbildungsbetrieb. Sie lernen den Ablauf einer ethischen Fallbesprechung anhand der Nimwegener Methode kennen und nehmen ihre Aufgabe innerhalb dieser Methode wahr, um sie in ihrer beruflichen Tätigkeit verantwortlich auszuführen.
Zu fördernde Kompetenzen	**Die Lernenden…** Methodenkompetenz: • …analysieren und bearbeiten den Fall anhand des Siebensprungs. • …eignen sich Wissen selbstgesteuert an und bewerten dies hinsichtlich seiner Aussagekraft.

Zu fördernde Kompetenzen	• ...erarbeiten die Nimwegener Methode und setzen sich mit den jeweiligen Phasen auseinander. Sozialkompetenz: • ...nehmen verschiedene Deutungen innerhalb der Fallsequenz wahr. • ...berücksichtigen die unterschiedlichen Perspektiven in ihrer Analyse. Fachkompetenz: • ...erläutern die Strukturen der Ethikberatung • ...regen ethische Entscheidungsfindungen in ihrem praktischen Umfeld an. • ...benennen die unterschiedlichen Modelle der Ethikberatung innerhalb ihrer Einrichtung. • ...erläutern die Ziele einer ethischen Fallbesprechung. Personalkompetenz: • ...nehmen die Teilnahme an multiprofessionellen Fallbesprechungen als Aufgabe einer Pflegekraft wahr • ...nehmen die Wichtigkeit einer Konsensorientierung im Sinne der Wahrnehmung der Verantwortung als professionell Pflegende wahr (in Anlehnung an Riedel et al., 2016). • ...nehmen sich selbst als verantwortlich Handelnder wahr, der sein Handeln an ethischen Grundsätzen ausrichtet.
Einbettung in die Lernsituation	Zu Beginn LE I.27
Didaktisches Prinzip	Berufliche Handlungskompetenz fördern (Schneider & Martens, 1997, S. 9)
Didaktischer Ansatz	POL nach Darmann-Finck (2008)
Methoden	• Fallarbeit • Siebensprung • Leitfragen

Der Fall (eigene Erstellung)

Wie geht es denn jetzt weiter?

Seit vier Wochen bin ich jetzt auf der Intensivstation eingesetzt. Ich mache zurzeit meine Ausbildung zum Gesundheits- und Krankenpfleger an der hiesigen Uniklinik und war bisher unter anderem in der Chirurgie, der internistischen Station und der Pädiatrie. Eine Situation wie diese war mir jedoch neu.

Ich hatte Frühdienst und arbeitete mit Manuela, der Praxisanleiterin der Station, zusammen. Wir versorgten Frau Konrad, eine 45jährige Patientin, die vor drei Wochen auf die Intensivstation gebracht wurde, nachdem sie einen schweren Myokardinfarkt erlitten hatte. Ihr Ehemann hatte sie zusammengesunken am Schreibtisch gefunden und umgehend die Herzdruckmassage begonnen und den Rettungswagen alarmiert. Frau Konrad war als freiberufliche Journalistin tätig, ihr Mann Lehrer. Zu ihrer Familie gehörten zudem die drei gemeinsamen Söhne im Alter von 12, 15 und 19 Jahren. Seit ihrem Zusammenbruch lag Frau Konrad auf unserer Station. Ihr Zustand war kritisch und hatte sich seit dem Vorfall kaum verbessert. Die anfängliche Hoffnung und Zuversicht der Familie schien langsam zu schwinden und sie suchten immer wieder das Gespräch mit Pflegekräften und Ärzten. Gegenüber Manuela und mir hatte der Ehemann Herr Konrad vor drei Tagen während der grundpflegerischen Versorgung zum ersten Mal verbal geäußert, dass er nicht sicher sei, ob seine Frau gewollt hätte, dass sie so hier lag. Seine Stimmung war ambivalent und schwankte tageweise zwischen großer Hoffnung und dem Glauben daran, dass alles gut werden würde und aber auch tiefer Traurigkeit und Verzweiflung über die Situation seiner Ehefrau, die er bereits seit 25 Jahren kannte und liebte. Ein wenig erinnerte er mich an meinen eigenen Vater und ich mochte ihn von Anfang an.

Seine derzeitige Sorge darum, dass seine Frau so nicht hätte leben wollen, nahmen Manuela und ich sehr ernst. Wir gaben die Bedenken in der Visite an das Ärzteteam weiter. Die Mediziner brachten wenig Verständnis für Herrn Konrad auf, da seine Frau doch immerhin noch am Leben sei und auch noch nicht austherapiert wäre, so ihre Einschätzung. Der Stationsarzt wollte am Nachmittag erneut das Gespräch zu dem Ehemann suchen. Weitere Informationen zum Verlauf des Gesprächs erhielten wir nicht.

An diesem Morgen kam Herr Konrad später als sonst auf die Station und wurde von seinem 19jährigen Sohn begleitet. Die Visite war in vollem Gange und es herrschte geschäftiges Treiben auf der Station. Kurz nach der Ankunft von Herrn Konrad und seinem Sohn betraten wir zu sechst das Patientenzimmer. Weinend saßen die beiden am Bett der Patientin und schienen nicht damit gerechnet zu haben auf einmal so viele Menschen im Zimmer zu haben, die sie in ihrer Traurigkeit sahen. Der Oberarzt legte die derzeitige medizinische Verfassung von Frau Konrad dar, doch der Ehemann schien ihm nicht zu folgen. Herr Konrad wirkte auf mich abwesend und in Gedanken versunken. Nachdem der Oberarzt geendet hatte, flüsterte Herr Konrad: „Ich möchte nicht, dass meine Frau weiter leidet. Sie war eine lebenslustige, kluge Frau. Ich erkenne sie so nicht wieder und glaube nicht, dass das in ihrem Sinne gewesen wäre. Können wir die Geräte nicht abstellen und sie in Ruhe und Frieden gehen lassen? Das ist doch nicht menschenwürdig, wie sie hier so vor sich hinsiecht." Der Sohn starrte auf seine Mutter und wirkte hilflos und überfordert mit der Situation. Ich hielt mich im Hintergrund und stand in der Ecke des Zimmers. Ein Gefühl von Mitleid mit dieser Familie überkam mich. Es musste schrecklich sein, so etwas durchzumachen. Mir kam es vor, als ob der Oberarzt die Bedenken von Herrn Konrad nicht ernst nahm und er ihn nur auf ein späteres Gespräch vertröstete, um jetzt zügig mit der Visite weitermachen zu können.

Vor dem Zimmer standen wir noch kurz zusammen und Manuela gab zu Bedenken, dass Herr Konrad bereits vor drei Tagen Unsicherheiten bezüglich der Behandlung seiner Frau geäußert hatte. Manuela zeigte Verständnis für den Ehemann und schätzte die Situation ähnlich wie er ein. Mir gegenüber hatte sie geäußert, dass das Pflegeteam wenig Hoffnung hatte, dass sich die Situation der Patientin verbessern würde. Bereits bei kleineren pflegerischen Versorgungen sanken ihre Vitalzeichen ab und es schien der Patientin zu viel zu werden. Das war mir am Tag zuvor bei der Mundpflege auch schon aufgefallen. Der Oberarzt hörte ihrer Schilderung zu, aber eine Antwort erhielten wir nicht. Die Visite bei Frau Konrad war beendet und es ging im nächsten Zimmer weiter.

Die Situation machte mir zu schaffen. Ich hatte das Gefühl, Herr Konrad wurde nicht ernst genommen. Andererseits schien die Therapie ja auch noch zu wirken. Durfte man also einfach die Hoffnung aufgeben? Ich hatte das Gefühl, alle wollten aus ihrer Sicht nur das Beste für die Patientin, aber was war denn bloß das Richtige? Am Ende des Dienstes suchte ich nochmal das Gespräch zu Manuela: „Wie geht es denn jetzt weiter? Was passiert mit Frau Konrad? Sie hat doch keine Patientenverfügung, oder?" fragte ich Manuela. Diese blickte mich an und schien nachzudenken. „Ich weiß es nicht. Ich habe auch schon überlegt, ob es nicht Zeit ist, unser Ethikkomitee einzuschalten."

Didaktischer Kommentar

Mit dem didaktischen Prinzip *berufliche Handlungskompetenz fördern* nach Schneider und Martens (1997, S. 9) wird die Fähigkeit verbunden, die eigene Arbeit selbstständig zu planen, durchzuführen und zu bewerten. Durch die Umsetzung dieses didaktischen Prinzips sollen die Schüler neben fachkompetentem Wissen auch ihre Sozialkompetenz fördern, um in ihrem beruflichen Handeln sozialintegrativ und verantwortungsbewusst zu interagieren (Schneider & Martens, 1997, S. 9). Dies wird in dieser Sequenz durch die Methode des POL gewährleistet. Das POL bedient sich oftmals der Methode des „Siebensprungs" (Schwarz-Goavers, 2008, S. 15), der unter Punkt 7.1 dieser Arbeit dargestellt ist.

In der ersten Phase des POL sollen die Lernenden unklare Begriffe herausstellen. Bei dem Fall *Wie geht es denn jetzt weiter?* wird vermutlich der Begriff des Ethikkomitees genannt. Möglicherweise wird außerdem der Myokardinfarkt erwähnt, wobei dieser thematisch bereits bearbeitet worden sein sollte. In der zweiten Phase, der Benennung des Problems bzw. der Fragestellungen, könnte als zentrales Problem genannt werden, dass eine Entscheidung getroffen werden muss, wie es mit der Behandlung von Frau Konrad weitergeht. Die zentrale Fragestellung wird vermutlich dahingehend sein, welche Funktionen ein Ethikkomitee hat bzw. wie die Arbeit eines Ethikkomitees gestaltet ist. Wenn es darum geht, das Problem zu analysieren und mit dem Vorwissen zu vereinbaren, wird der Bezug zur Ethik deutlich. Hierbei werden die Lernenden wahrscheinlich feststellen, dass es in dem Fall verschiedene Perspektiven und Interessen gibt, die berücksichtigt werden müssen. Zudem werden sie gegebenenfalls den Bezug zu bisherigen Sequenzen herstellen, in denen ethische Konflikte im Unterricht behandelt und analysiert wurden. Dabei wird es auch um ethische Prinzipien und Normen gehen, die ihnen im Gedächtnis sein sollten. Im fünften Schritt des Siebensprungs, in dem Lernfragen bzw. Lernziele formuliert werden, wird sich beispielsweise die Frage stellen, ob sich die Analyse und Bearbeitung eines ethischen Konflikts in der klinischen Praxis analog zur Entscheidungsfindung im Krankenhaus abspielt. Ein weiteres Lernziel könnte sein, zu erkunden, was unter einem klinischen Ethikkomitee zu verstehen ist und wie dieses arbeitet. Für die sechste Phase, in der neue Informationen gesammelt werden sollen, stellt der Lehrende den Lernenden Textmaterialien zur Verfügung, sie können jedoch auch frei im Internet recherchieren.

Neben der selbstgesteuerten Arbeit in Kleingruppen liegt eine weitere Besonderheit des POL darin, den Lernprozess von Tutoren als Lernberater begleiten zu lassen (Darmann-Finck, 2010b, S. 353). Von dem Tutor müssen konkrete Impulse gegeben werden, wenn dieser feststellt, dass die Lernenden ihr Vorverständnis nicht hinterfragen oder der Lernprozess ins Stocken gerät (Darmann-Finck, 2010b, S. 354). An dieser Stelle könnten dies exemplarisch folgende Leitfragen sein:

- Welche ethischen Entscheidungsmodelle sind Ihnen bekannt?
- Welche Perspektiven spielen in diesem Fall eine Rolle? Wer sollte dementsprechend an einer ethischen Fallbesprechung teilnehmen?
- Welche Abläufe kennen Sie bei der Reflexion ethischer Problemstellungen?
- Was haben Sie in Ihrer Praxiseinrichtung zum Thema Ethikkomitee bereits mitbekommen?

Nach Darmann-Finck lässt sich die neunte Sequenz sowohl durch das technische als auch durch das praktische und emanzipatorische Erkenntnisinteresse im Bereich der klinischen Ethikberatung legitimieren. Mit der Zieldimension des technischen Erkenntnisinteresses werden vorwiegend kognitive Lernziele angesprochen, die hinsichtlich ihrer Qualität bewertet werden sollen (Darmann-Finck, 2010a, S. 25). Dies wird durch die Bearbeitung unter Einbezug des POL ermöglicht, indem die Lernenden selbständig recherchieren und ihre Ergebnisse kritisch bewerten (Darmann-Finck, 2010a, S. 26). Das praktische Erkenntnisinteresse spielt in dieser Sequenz eine Rolle, da eine Urteilsbildung der Lernenden fokussiert wird (Darmann-Finck, 2010a, S. 24). Die Frage dazu lautet, was für Frau Konrad wohl das Beste sei. Um an einer ethischen Fallbesprechung aktiv teilzunehmen, müssen die Lernenden ihre Meinung präzise und argumentativ vertreten. Dafür ist Kommunikationsfähigkeit vonnöten (Darmann-Finck, 2010a, S. 31). Der Fokus wird an dieser Stelle auf die Strukturen der Ethikberatung und die Motive der handelnden Akteure gelegt. Das emanzipatorische Erkenntnisinteresse wird angesprochen, da sich die Auszubildenden mit widersprüchlichen gesellschaftlichen Anforderungen auseinandersetzen, Handlungsmöglichkeiten ausloten und diese reflexiv hinsichtlich verbundener Folgen bewerten (Darmann-Finck, 2010a, S. 31). Die ethische Fallbesprechung kann hier als eine Möglichkeit zum eigenverantwortlichen Handeln aufgeführt werden. Konsequenzen werden gegeneinander gegenübergestellt und der konkrete Fall wird in seiner Einzigartigkeit betrachtet (Darmann-Finck, 2010b, S. 352).

12 Fazit

In der vorliegenden Arbeit wird aufgezeigt, wie der Unterricht in Bezug auf ethische Inhalte in der Ausbildung gestaltet werden kann, damit die Lernenden Ethik als ein handlungsleitendes und praxisnahes Thema wahrnehmen. Die Verteilung ethischer Sequenzen über die gesamte Ausbildung hinweg stellt einen Idealverlauf für den Ethikunterricht im Bereich der Gesundheits- und Krankenpflegeausbildung dar. Wie beschrieben ist dieser von mehreren Bedingungen abhängig. Herrschen an einer Institution starre Vorgaben, und den Lehrenden wird wenig Freiheit bei der Gestaltung ihres Unterrichts zugestanden, stößt der Entwurf schnell an seine Grenzen. Der spiralförmig angelegte Aufbau der Einheiten kann nur dann förderlich wirken, wenn es in regelmäßigen Abständen zur Verknüpfung ethischer Inhalte mit anderen Lernsituationen kommt.

Die hier aufgeführte Zuordnung zu den Lerneinheiten soll exemplarisch verstanden werden, es geht insbesondere darum, ethische Aspekte mit anderen Inhalten zu verknüpfen. Werden Lerneinheiten entgegen der Empfehlung des Lernfeldkonzeptes ausschließlich aus einer fachsystematischen Perspektive unterrichtet, in der die nicht-medizinischen Bezugsfächer kaum integriert werden, ist nicht mit der Verknüpfung ethischer Aspekte in unterschiedlichen Lerneinheiten zu rechnen. Sieht sich eine Institution ausschließlich als Ausbildungsstätte für medizinische Assistenten, sind die Bedingungen für den vorliegenden Entwurf denkbar schlecht. Ethik hat auch etwas mit dem eigenen Ansehen des Berufs zu tun. Nur wenn das persönliche Handeln als einflussreich und eigenverantwortlich wahrgenommen wird, werden die Lernenden motiviert sein, ihr Handeln einer kritischen, ethischen Reflexion zu unterziehen. Wird Ethik als fester Bestandteil wiederkehrend und orientiert an den vorhandenen Kompetenzen der Lernenden in der Ausbildung aufgegriffen und werden insbesondere pflegerische Tätigkeiten zum Gegenstand der ethischen Reflexion gemacht, kann dies durchaus dazu beitragen, Ethik als festen Bestandteil und Kernelement der pflegerischen Tätigkeit anzusehen. Dazu ist eine gute Absprache der Lehrenden untereinander ebenso wichtig, wie die persönliche Motivation der Lehrkraft, die die ethischen Inhalte unterrichtet.

Kommt es zum regelmäßigen Austausch im Kollegium, und wird das pädagogische Handeln in regelmäßigen Abständen kritisch reflektiert, zeigt sich

K. Sensen, *Ethik in der Krankenpflegeausbildung vermitteln*, Forschungsreihe der FH Münster, https://doi.org/10.1007/978-3-658-22189-8_12

dieses auch in der Art des Unterrichts. Lernende merken schnell, ob die Lehrenden Ethik selbst in ihrem Denken verankert haben und es als Ausgangspunkt ihrer eigenen Handlungen ansehen. Übergeordnete Voraussetzung für das Gelingen der aufgeführten Sequenzen ist ein höheres Stundenkontingent für die Vermittlung ethischer Inhalte. Mit dem Pflegeberufegesetz scheint der Weg jedoch geebnet zu werden, um ethische Inhalte in der Gesundheits- und Krankenpflegeausbildung weiter zu verankern und den Stundenumfang dementsprechend anzugleichen.

Die hier aufgeführte Interaktionistische Pflegedidaktik nach Darmann-Finck als didaktischer Rahmen und insbesondere ihre angestrebten Zieldimensionen des regelgeleiteten Handelns, der reflexiven Könnerschaft und des verantwortlichen Handelns, sind für die Verteilung ethischer Lernsequenzen in der Ausbildung gut geeignet. Wie dargestellt, liegt der Schwerpunkt dabei auf der zweiten und dritten Ebene, es finden sich aber auch Sequenzen, in denen das regelgeleitete Handeln angesprochen wird. Der Ansatz eignet sich insbesondere für die Verteilung ethischer Sequenzen über den Zeitraum der gesamten Ausbildung. Aber auch innerhalb der einzelnen Lernsequenzen finden sich Aspekte der Interaktionistischen Pflegedidaktik wieder. Fallorientierung kommt nicht nur in der Vermittlung ethischer Inhalte im Rahmen der Ausbildung vor. Diese Arbeit stellt diese Methode vor und erläutert des Weiteren die besonderen Ansprüche, die im Bereich der Vermittlung ethischer Inhalte zu bedenken sind. Das didaktische Konzept zum Ethikunterricht in der Pflegeausbildung von Rabe wird für die Entwicklung der Unterrichtssequenzen und die Legitimation der Arbeit immer wieder zu Rate gezogen und als Grundlage genutzt.

Die Autorin ist selbst beeindruckt, wie stark ihr Denken und ihre Haltung durch eine ethische Reflexion beeinflusst werden. Bereits während des Studiums bemerkte sie den nachhaltigen Eindruck dieses Fachgebiets auf sie und welchen hohen Erkenntnisgewinn sie daraus zog, ihre eigene Position kritisch zu hinterfragen und andere Perspektiven dabei zu berücksichtigen. Im Rahmen dieser Arbeit erging es ihr ähnlich. Die Auseinandersetzung mit den ethischen Themen der Gesundheits- und Krankenpflege führten ihr erneut vor Augen, wie sehr der Pflegealltag von ethischen Konflikten geprägt ist. Im gleichen Moment muss sie sich kritisch eingestehen, wie selten diese ethischen Konfliktsituationen im pflegerischen Alltag aber einer systematischen Reflexion unterzogen werden.

Die Aufbereitung ethischer Inhalte für die Gesundheits- und Krankenpflegeausbildung verlangt eine andere Sichtweise auf die Themen der Ethik. Die

Auseinandersetzung mit der didaktischen und methodischen Aufbereitung dieses Themas sorgte für einen hohen Lernzuwachs der Autorin. So ist es in der Vermittlung dieser Inhalte von großer Bedeutung, den Schülern Freiräume einzuräumen und nicht mit dem erhobenen Zeigefinger zu vermitteln, welche Position die richtige ist. Eine ethische Reflexion führt nicht immer zu einer Lösung, mit der alle einverstanden sind. Im Gegenteil, im Anschluss stehen manchmal sogar mehr Fragen als vorher zur Diskussion. Dies gilt es als Lehrkraft auszuhalten und den Lernenden zu vermitteln.

Abschließend kann die große Bedeutung und Relevanz dieses Themas für die Ausbildung in der Gesundheits- und Krankenpflege festgehalten werden. Die Vermittlung ethischer Inhalte sollte immer das Ziel verfolgen, ethische Kompetenz bei den Lernenden zu fördern und dadurch ethisches Handeln bei den angehenden Pflegekräften anzustreben. Dies kann, so die Überzeugung der Autorin, mit der Umsetzung der entwickelten Sequenzen gelingen.

Ethik in der Pflege zu vermitteln ist nicht nur auf den Unterricht im Rahmen der Ausbildung beschränkt, sondern findet laut Rabe (2012, S. 110) in mehreren Kontexten statt: in der theoretischen Grundausbildung, bei Praxisanleitungen in der Aus- und Weiterbildung, in Fortbildungen für Pflegende, in der Klinik (z.B. durch Falldiskussionen) und im Bereich der Weiterbildung. Dementsprechend kann die Vermittlung von Ethik in der Ausbildung nur als Anstoß gesehen werden, den die Auszubildenden zum Einstieg in ihr Berufsleben erhalten.

Im Sinne des lebenslangen Lernens liegt es auch in der Verantwortung jedes Einzelnen, im Anschluss an die Ausbildung eigene Ressourcen zu aktivieren und Wissen, Fertigkeiten und Haltungen auszubauen. Weiterbildungen im Bereich der Ethik stoßen im klinischen Setting auf ein wachsendes Interesse. Dafür sind spezielle Konzepte und Weiterbildungen zu entwickeln, die pflegerische Aspekte im Klinikalltag mit denen der Medizin verbinden. Die Relevanz ethischer Entscheidungen im pflegerischen Bereich muss in diese Konzepte integriert werden, um somit die interdisziplinäre Zusammenarbeit in ethischen Entscheidungsfindungen weiter auszubauen. Sensibilisiert man die Pflegekräfte bereits während der Ausbildung für die Bedeutung von Ethik im Berufsalltag, so erhöht man gleichzeitig die Chance, dass auch Weiterbildungen im Klinikalltag stärker frequentiert und auch ausgearbeitet werden.

Literaturverzeichnis

Akademie für Ethik in der Medizin (AEM). (2010). Standards für Ethikberatung in Einrichtungen des Gesundheitswesens. *Ethik Med, 22,* (2), 149-153. https://doi.org/10.1007/s00481-010-0053-4

Akademie für Ethik in der Medizin (AEM). (Januar 2017). Organspende nach Hirntod (Leichenspende). Verfügbar unter: http://www.ethikkomitee.de/themenfelder/7-transplantation/organspende-nach-hirntod-leichenspende/index.html [24.01.2017]

Arbeitsgruppe „Pflege und Ethik" der Akademie für Ethik in der Medizin e.V. (2005). *„Für alle Fälle…". Arbeit mit Fallgeschichten in der Pflegeethik.* Hannover: Schlütersche.

Bader, R. (2004). Handlungsfelder – Lernfelder – Lernsituationen. In R. Bader & M. Müller (Hrsg.), *Unterrichtsgestaltung nach dem Lernfeldkonzept* (S. 11-37). Bielefeld: Bertelsmann.

Barandun Schäfer, U., Ulrich, A., Meyer-Zehnder, B. & Frei, I. A. (2015). Ethische Reflexion von Pflegenden im Akutbereich – eine Thematische Analyse. *Pflege, 28* (6), 321-327.

Beauchamp, T. L. & Childress, J. F. (2013). *Principles of Biomedical Ethics* (7th ed.). New York: Oxford University Press.

Belling, A. (2008). Reflexionsrunde nach TZI. In C. Drude & A. Zielke-Nadkarni (Hrsg.), *Unterrichtsmethoden in der Pflegeausbildung* (S. 120-122). München: Elsevier.

Betzien, P. (2015). Pflege ohne Ethos. *Pflegezeitschrift, 68* (2), 114-118.

Birnbacher, D. (06/2004). Eine ethische Bewertung der Unterschiede in der Praxis der Sterbehilfe in den Niederlanden und in Deutschland. Verfügbar unter: http://www.dghs.de/ueber-uns/gesichter-der-dghs/wissenschaftlicher-beirat/1-beitrag.html [23.01.2017]

Blume, T. (2003). Dilemma. In W. D. Rehfus (Hrsg.), *Handwörterbuch Philosophie.* Vandenhoeck & Ruprecht: Göttingen. Online verfügbar unter: http://www.philosophie-woerterbuch.de/online-woerterbuch/?tx_gbwbphilosophie_main%5Baction%5D=show&tx_gbwbphilosophie_main%5Bcontroller%5D=Lexicon&tx_gbwbphilosophie_main%5Bentry%5D=235&cHash=dce71a45cb526649d5776f75a3dcc0d4 [04.07.2017]

K. Sensen, *Ethik in der Krankenpflegeausbildung vermitteln*, Forschungsreihe der FH Münster, https://doi.org/10.1007/978-3-658-22189-8

Bobbert, M. (2012). Entscheidungen Pflegender zwischen Expertise, Patientenselbstbestimmung und Fürsorge. In S. Monteverde (Hrsg.), *Handbuch Pflegeethik. Ethisch denken und handeln in den Praxisfeldern der Pflege* (S. 58-73). Stuttgart: Kohlhammer.

Borasio, G. D. (2014). *Selbst bestimmt sterben.* München: Beck.

Borchert, K. (2008). Förderung moralischer Kompetenz im Ausbildungsverlauf. *Unterricht Pflege, 13* (4), 12-17.

Braun, A. (2006). Der Wunsch nach dem perfekten Kind. *Deutsches Ärzteblatt, 103* (40), A 2612-A 2616.

Bretschneider, W. (2015). Die neue Schweizer Gesetzgebung zu bewegungseinschränkenden Maßnahmen auf dem medizinethischen Prüfstand. *Ethik Med, 27* (4), 273-286. https://doi.org/10.1007/s00481-014-0317-5

Brüning, L. & Saum, T. (2006). *Erfolgreich unterrichten durch Kooperatives Lernen. Strategien zur Schüleraktivierung.* Essen: Neue Deutsche Verlagsgesellschaft.

Brüning, L. & Saum, T. (2009). *Erfolgreich unterrichten durch Kooperatives Lernen, Band 2. Neue Strategien zur Schüleraktivierung - Individualisierung – Leistungsbeurteilung - Schulentwicklung.* Essen. Neue Deutsche Schule Verlagsgesellschaft.

Bundesärztekammer (BÄK). (2011). Memorandum zur Präimplantationsdiagnostik. *Deutsches Ärzteblatt, 108* (31-32), A 1701-A 1708.

Bundesärztekammer (BÄK). (6.07.2015). Richtlinie der BÄK zur Feststellung des irreversiblen Hirnfunktionsausfalls. Verfügbar unter: http://www.bundesaerztekammer.de/ueber-uns/landesaerztekammern/aktuelle-pressemitteilungen/news-detail/richtlinie-der-baek-zur-feststellung-des-irreversiblen-hirnfunktionsausfalls/ [24.01.2017]

Bundesarbeitsgemeinschaft der Freien Wohlfahrtspflege e.V. (2011). *Pränataldiagnostik – Informationen über Beratung und Hilfen bei Fragen zu vorgeburtlichen Untersuchungen.* Köln: Bundeszentrale für gesundheitliche Aufklärung.

Bundesministerium für Gesundheit. (13.1.2016). Pflegeberufegesetz im Kabinett beschlossen. Verfügbar unter: https://www.bundesgesundheitsministerium.de/ministerium/meldungen/2016/160113-pflegeberufsgesetz.html [15.12.2016]

Bundesministerium für Gesundheit (BMG)/Bundesministerium für Familie, Senioren, Frauen und Jugend (BMFSJ). (2.März 2016a). Eckpunkte für eine Ausbildungs- und Prüfungsverordnung zum Entwurf des Pflegeberufsgesetzes. Verfügbar unter: https://www.bundesgesundheitsministerium.de/fileadmin/Dateien/3_Downloads/P/Pflegeberuf/Eckpunkte_APrVO.pdf [16.12.2016]

Bundesministerium für Gesundheit (BMG)/Bundesministerium für Familie, Senioren, Frauen und Jugend (BMFSFJ). (2. März, 2016b). Kompetenzen der beruflichen Pflegeausbildung. Übersicht Themenbereiche. Verfügbar unter: https://www.bundesgesundheitsministerium.de/fileadmin/Dateien/3_Downloads/P/Pflegeberuf/Anlage_1__UEbersicht_Themen-_und_Kompetenzbereiche.pdf [16.12.2106]

Bundeszentrale für gesundheitliche Aufklärung (BzgA). (k. D.). *Pflegeprofessionalität im Organspendeprozess. Denkanstöße zur Rolle der Pflege bei Organtransplantation.* Köln: Bundeszentrale für gesundheitliche Aufklärung.

Conrad, J. & Feuerhack, M. (2002). *Hirntod, Organtransplantation und Pflege.* Frankfurt a.M.: Mabuse.

Conradi, E. (2001). *Take Care. Grundlagen einer Ethik der Achtsamkeit.* Frankfurt a.M.: Campus.

Dallmann, H.-U. & Schiff, A. (2016). *Ethische Orientierung in der Pflege.* Frankfurt a.M.: Mabuse.

Darmann-Finck, I. (2008). Problemorientiertes Lernen – Transfer durch die Erweiterung von Situationsdeutungen. In I. Darmann-Finck & A. Boonen (Hrsg.), *Problemorientiertes Lernen auf dem Prüfstand. Erfahrungen und Ergebnisse aus Modellprojekten* (S. 63-76). Hannover: Schlütersche.

Darmann-Finck, I. (2009). Interaktionistische Pflegedidaktik. In C. Olbrich (Hrsg.), *Modelle der Pflegedidaktik* (S. 1-21). Münschen: Elsevier.

Darmann-Finck, I. (2010a). Eckpunkte einer Interaktionistischen Pflegedidaktik. In R. Ertl-Schmuck & F. Fichtmüller (Hrsg.), *Theorien und Modelle der Pflegedidaktik. Eine Einführung* (S. 13-54). Weinheim: Juventa.

Darmann-Finck, I. (2010b). Fallbezogenes Lernen in den personenbezogenen Dienstleistungsberufen. In J.-P. Pahl & V. Herkner (Hrsg.), *Handbuch berufliche Fachrichtungen* (S. 348-359). Bielefeld: Bertelsmann.

Dasch, B., Blum, K. Gude, P. & Bausewein, C. (2015). Sterbeorte: Veränderung im Verlauf eines Jahrzehnts: *Deutsches Ärzteblatt, 112* (29-30), 496-504. https://doi.org/10.3238/arztebl.2015.049

Deutscher Berufsverband für Pflegeberufe (DBfK). (Oktober 2010). ICN-Ethikkodex für Pflegende. Verfügbar unter: http://www.deutscher-pflegerat.de/Downloads/DPR%20Dokumente/ICN-Ethik-E04kl-web.pdf [12.12.2016]

Deutscher Berufsverband für Pflegeberufe (DBfK). (September 2012). Stellungnahme des DBfK zum „Regierungsentwurf- Gesetz zur Strafbarkeit der gewerbsmäßigen Förderung der Selbsttötung". Verfügbar unter: https://www.dbfk.de/media/docs/download/DBfK-Positionen/Position-zu-aktiver-Sterbehilfe-2012-09-22.pdf [23.01.2017]

Deutscher Berufsverband für Pflegeberufe (DBfK). (8.02.2014). Positionspapier zur Organspende und Organtransplantation. Verfügbar unter: https://www.dbfk.de/media/docs/download/DBfK-Positionen/Position-Organspende-Organtranspl-2014-02-08-final.pdf [23.01.2017]

Deutscher Ethikrat. (2011). Präimplantationsdiagnostik. Stellungnahme. Verfügbar unter: http://www.ethikrat.org/dateien/pdf/stellungnahme-praeimplantationsdiagnostik.pdf [31.1.2017]

Deutsche Gesellschaft für Palliativmedizin; Deutscher Hospiz- und PalliativVerband & Bundesärztekammer. (2015). Charta zur Betreuung schwerstkranker und sterbender Menschen in Deutschland. Verfügbar unter: http://www.charta-zur-betreuung-sterbender.de/files/dokumente/RZ_151124_charta_Einzelseiten_online.pdf [17.01.2017]

Deutsche Stiftung Organtransplantation. (k. D.). Warteliste und Vermittlung. Verfügbar unter https://www.dso.de/organspende-und-transplantation/warteliste-und-vermittlung.html [27.1.2017]

Dieckmann, J. (2012). Reizthema Fixierung. *CNE.magazin* (5), 15-17.

Dieterich, J. & Reiber, K. (2014). *Fallbasierte Unterrichtsgestaltung. Grundlagen und Konzepte. Didaktischer Leitfaden für Lehrende.* Stuttgart: Kohlhammer.

Dörries, A. & Hespe-Jungesblut, K. (2007). Die Implementierung Klinischer Ethikberatung in Deutschland. Ergebnisse einer bundesweiten Umfrage bei Krankenhäusern. *Ethik Med, 19,* (2), 148-156. https://doi.org/10.1007/s00481-007-0498-2

Dörries, A., Neitzke, G., Simon, A. & Vollmann, J. (2010). Einleitung. In A. Dörries, G. Neitzke, A. Simon & J. Vollmann (Hrsg.), *Klinische Ethikberatung. Ein Praxisbuch für Krankenhäuser und Einrichtungen der Altenpflege* (2. Aufl., S. 7-9). Stuttgart: Kohlhammer.

Dütthorn, N. & Gemballa, K. (2013). Theorien und Modelle der Didaktik Ernährung und Hauswirtschaft im Spiegel der Pflegedidaktik. In *bwp@* Spezial 6 - Hochschultage Berufliche Bildung 2013, Fachtagung 11, I. v.Kettschau, S. Stomporowski & K. Gemballa (Hrsg.), (S. 1-22). Verfügbar unter: http://www.bwpat.de/ht2013/ft11/duetthorn_gemballa_ft11-ht2013.pdf [15.05.2017]

Düwell, M. (2008). *Bioethik. Methoden, Thesen und Bereiche.* Stuttgart: Metzler.

Ewert, K. (2013). Sterbehilfe. Der selbst gewählte Abschied. *Geo Wissen,* (51), 57-58.

Fölsch, D. (2012). *Ethik in der Pflegepraxis. Anwendung moralischer Prinzipien auf den Pflegealltag* (2. Auflage). Wien: Facultas.

Friedmann, R. (2014). Alte Denkmuster in Frage stellen. *Pflegezeitschrift, 67* (8), 498-502.

Friesacher, H. (2010). Solidarität und Verantwortlichkeit. Eine erweiterte Perspektive auf Gerechtigkeitsdiskurse. In H. Remmers & H. Kohlen (Hrsg.), *Bioethics, Care and Gender. Herausforderungen für Medizin, Pflege und Politik* (S. 79-90). Osnabrück: V&R unipress.

Friesacher, H. (2016). Wenn Pflege an Grenzen stößt. *Heilberufe / Das Pflegemagazin, 68* (11), 30-32.

Geldsetzer, L. (2003). Hermeneutik. In W. D. Rehfus (Hrsg.), *Handwörterbuch Philosophie*. Vandenhoeck & Ruprecht: Göttingen. Online verfügbar unter: http://www.philosophie-woerterbuch.de/online-woerterbuch/?tx_gbwbphilosophie_main%5Bentry%5D=400&tx_gbwbphilosophie_main%5Baction%5D=show&tx_gbwbphilosophie_main%5Bcontroller%5D=Lexicon&cHash=a5302e35754f84ea5fbbfdb42f97663e [09.05.2017]

Gillen, J. (2013). Kompetenzorientierung als didaktische Leitkategorie in der beruflichen Bildung -Ansatzpunkte für eine Systematik zur Verknüpfung curricularer und methodischer Aspekte. In *bwp@* Berufs- und Wirtschaftspädagogik – online, Ausgabe 24, 1-14. Zugriff unter: http://www.bwpat.de/ausgabe24/gillen_bwpat24.pdf [28.04.2017]

Gommel, M. (2007). Entscheidungen am Beginn des Lebens. Vorgeburtliche Diagnostik. In C. Hick (Hrsg.), *Klinische Ethik* (S. 136-149). Heidelberg: Springer.

Graumann, S. (2010). Pränataldiagnostik und Fragen der Anerkennung. In H. Remmers & H. Kohlen (Hrsg.), *Bioethics, Care and Gender. Herausforderungen für Medizin, Pflege und Politik* (S. 133-145). Osnabrück: V&R unipress.

Graumann, S. (2011). Zulässigkeit später Schwangerschaftsabbrüche und Behandlungspflicht von zu früh und behindert geborenen Kindern – ein ethischer Widerspruch? *Ethik Med, 23* (2) 123-134. https://doi.org/10.1007/s00481-010-0072-1

Greb, U. (2010). Die Pflegedidaktische Kategoriealanalyse. In R. Ertl-Schmuck & F. Fichtmüller (Hrsg.), *Theorien und Modelle der Pflegedidaktik. Eine Einführung* (S.124-165). Weinheim: Juventa.

Großklaus-Seidel, M. (2002). *Ethik im Pflegealltag. Wie Pflegende ihr Handeln reflektieren und begründen können.* Stuttgart: Kohlhammer.

Hick, C. (2007). Medizinisches Argumentieren. In C. Hick (Hrsg.), *Klinische Ethik* (S. 267-322). Heidelberg: Springer.

Hiemetzberger, M. (2013a). *Ethik in der Pflege.* Wien: Facultas.

Hiemetzberger, M. (2013b). Berufsethik. In M. Hiemetzberger, I. Messner & M. Dorfmeister (Hrsg.), *Berufsethik und Berufskunde. Ein Lehrbuch für Pflegeberufe* (3. Auflage, S. 11-76). Wien: Facultas.

Hofmann, I. (2005). Supervision und ethische Fallbesprechung. In Arbeitsgruppe „Pflege und Ethik" der Akademie für Ethik in der Medizin e.V. (Hrsg.), *„Für alle Fälle...". Arbeit mit Fallgeschichten in der Pflegeethik* (S. 196-201). Hannover: Schlütersche.

Hülsken-Giesler, M. (2016). Rekonstruktive Fallarbeit in der Pflege. Ausgangslage und Problemstellung. In M. Hülsken-Giesler, S. Kreutzer & N. Dütthorn (Hrsg.), *Rekonstruktive Fallarbeit in der Pflege. Methodologische Reflexionen und praktische Relevanz für Pflegewissenschaft, Pflegebildung und die direkte Pflege* (S. 15-32). Göttingen: V&R unipress.

Hundeborn, G. (2007). *Fallorientierte Didaktik in der Pflege. Grundlagen und Beispiele für Ausbildung und Prüfung.* München: Urban & Fischer.

Hundenborn, G. & Kühn, C. (November 2003). Richtlinie für die Ausbildung in der Gesundheits- und Krankenpflege sowie in der Gesundheits- und Kinderkrankenpflege. Verfügbar unter http://www.kbz-haan.de/fileadmin/content/Download/Download_Ausbildungsrichtlinien_Krankenpflege_NRW.pdf [14.11.2016]

Iorio, M. (2015). Organallokation, öffentliche Vernunft und Demokratie. *Ethik Med, 27* (4), 287-300. https://doi.org/10.1007/s00481-014-0320-x

Janssen, B. (2008). *Kreative Unterrichtsmethoden. Bausteine zur Methodenvielfalt – Wege zum guten Unterricht.* (3. Auflage). Braunschweig: Westermann.

Jox, R. J. (8.07.2013). Sterbehilfe. Verfügbar unter http://www.bpb.de/gesellschaft/umwelt/bioethik/160275/sterbehilfe [6.01.2017]

Klafki, W. (1996). *Neue Studien zur Bildungstheorie und Didaktik. Zeitgemäße Allgemeinbildung und kritisch-konstruktive Didaktik.* (5. Auflage). Weinheim: Beltz.

Koch, C. (2010). Pflege am Lebensende – Ein Beitrag zur Ethik im Rahmen der aktuellen Sterbehilfedebatte. In H. Remmers & H. Kohlen (Hrsg.), *Bioethics, Care and Gender. Herausforderungen für Medizin, Pflege und Politik* (S. 205-220). Göttingen: V&R unipress.

Köpke, S., Möhler, R. & Meyer, G. (2015). Zur Sturzprophylaxe nicht geeignet.... *Pflegezeitschrift, 68* (4), 196-198.

Körtner, U. H. J. (2012). *Grundkurs Pflegeethik.* (2. Auflage). Wien: Facultas.

Korzilius, H. (2016). Der Wunsch nach einem gesunden Kind. *Deutsches Ärzteblatt, 113* (33-34), A 1480-A 1481.

Kremer, H.-H. (2003). Handlungs- und Fachsystematik im Lernfeldkonzept. bwp@ Nr.4. Verfügbar unter: http://www.bwpat.de/ausgabe4/kremer_bwpat4.pdf [19.04.2017]

Kultusministerkonferenz (KMK). (September 2007). Handreichung für die Erarbeitung von Rahmenlehrplänen der Kultusministerkonferenz für den berufsbezogenen Unterricht in der Berufsschule und ihre Abstimmung mit Ausbildungsordnungen des Bundes für anerkannte Ausbildungsberufe. Verfügbar unter: http://www.kmk.org/fileadmin/Dateien/veroeffentlichungen_beschluesse/2007/2007_09_01-Handreich-Rlpl-Berufsschule.pdf [15.12.2016]

Lay, R. (2012). *Ethik in der Pflege: Ein Lehrbuch für die Aus- Fort- und Weiterbildung.* (2. Auflage). Hannover: Schlütersche.

May, A. T. (2004). Ethische Entscheidungsfindung in der klinischen Praxis. Die Rolle des klinischen Ethikkomitees. *Ethik Med, 16*, (3), 242-252. https://doi.org/10.1007/s00481-004-0323-0

May, A.T. (2011). Sterbehilfe und Tötung auf Verlangen. In R. Stoecker, C. Neuhäuser & M.-L. Raters (Hrsg.), *Handbuch Angewandte Ethik* (S. 446-452). Stuttgart: Metzler.

Monteverde, S. (2012). Das Umfeld pflegeethischer Reflexion. In S. Monteverde (Hrsg.), *Handbuch Pflegeethik. Ethisch denken und handeln in den Praxisfeldern der Pflege* (S. 19-41). Stuttgart: Kohlhammer.

Müller, M. & Bader, R. (2004). Begriffe zum Lernfeldkonzept. In M. Müller & R. Bader (Hrsg.), *Unterrichtsgestaltung nach dem Lernfeldkonzept* (S. 82-93). Bielefeld: Bertelsmann.

Müller, S. (2010). Revival der Hirntod-Debatte: Funktionelle Bildgebung für die Hirntod-Diagnostik. *Ethik Med, 22* (5), 5-17. https://doi.org/10.1007/s00481-009-0044-5

Muster-Wäbs, H., Ruppel, A. & Schneider, K. (2005). *Lernfeldkonzept verstehen und umsetzen. Neue pädagogische Reihe, Band 2.* Brake: Prodos.

Muster-Wäbs, H., Ruppel, A. & Schneider K. (2011). *Lernen fallbezogen und problemorientiert gestalten. Neue pädagogische Reihe, Band 4.* Brake: Prodos.

Nationaler Ethikrat. (2003). Genetische Diagnostik vor und während der Schwangerschaft. Stellungnahme. Verfügbar unter: http://www.ethikrat.org/dateien/pdf/genetische-diagnostik-vor-und-waehrend-der-schwangerschaft.pdf [3.02.2017]

Neitzke, G. (2010). Aufgaben und Modelle von Klinischer Ethikberatung. In A. Dörries, G. Neitzke, A. Simon & J. Vollmann (Hrsg.), *Klinische Ethikberatung. Ein Praxisbuch für Krankenhäuser und Einrichtungen der Altenpflege* (2. Aufl., S. 56-73). Stuttgart: Kohlhammer.

Neitzke, G. & Möller, M. (2002). Zur Evaluation von Ethikunterricht. *Med Ausbild.19,* (190-195). Verfügbar unter: https://gesellschaft-medizinische-ausbildung.org/files/ZMA-Archiv/2002/2/Neitzke_G,_M%C3%B6ller_M.pdf [20.06.2017]

Neumann, N. & Simon, C. P. (2013). Der schmale Grat. *Geo Wissen. Den Menschen verstehen.* (51), 76-87.

Nordmann, I. (2005). Einleitung. In Arbeitsgruppe „Pflege und Ethik" der Akademie für Ethik in der Medizin e.V. (Hrsg.), *„Für alle Fälle…". Arbeit mit Fallgeschichten in der Pflegeethik* (S. 12-16). Hannover: Schlütersche.

Oelke, U. & Meyer, H. (2013). *Didaktik und Methodik für Lehrende in Pflege- und Gesundheitsberufen.* Berlin: Cornelsen.

Oevermann, U. (März 2002). Klinische Soziologie auf der Basis der Methodologie der objektiven Hermeneutik – Manifest der objektiv hermeneutischen Sozialforschung. Verfügbar unter: https://www.ihsk.de/publikationen/Ulrich_Oevermann-Manifest_der_objektiv_hermeneutischen_Sozialforschung.pdf [06.05.2017]

Peter, C. (2006). Die Methode des Fallverstehens als Grundlage für professionelles pflegerisches Handeln? Verfügbar unter: https://www.uni-bielefeld.de/gesundhw/ag6/downloads/peter_fallverstehen.pdf [12.05.2017]

Pfeifer, V. (2013). *Didaktik des Ethikunterrichts. Bausteine einer integrativen Wertevermittlung.* (3. Auflage). Stuttgart: Kohlhammer.

Pieper, A. (2007). *Einführung in die Ethik.* (6. Auflage). Francke: Tübingen.

Poser, H. (2001). *Wissenschaftstheorie. Eine philosophische Einführung.* Stuttgart: Reclam.

Rabe, M. (2005). Strukturierte Falldiskussion anhand eines Reflexionsmodells. In Arbeitsgruppe „Pflege und Ethik" der Akademie für Ethik in der Medizin e.V. (Hrsg.), *„Für alle Fälle…". Arbeit mit Fallgeschichten in der Pflegeethik* (S. 131-144). Hannover: Schlütersche.

Rabe, M. (2009). *Ethik in der Pflegeausbildung. Beiträge zur Theorie und Didaktik.* Bern: Hans Huber.

Rabe, M. (2012). Die Vermittlung von Ethik in der Pflege. In S. Monteverde (Hrsg.), *Handbuch Pflegeethik. Ethisch denken und handeln in den Praxisfeldern der Pflege* (S. 109-123). Stuttgart: Kohlhammer.

Raven, U. (2016). Objektive Hermeneutik. Ein Paradigma für Pflegeforschung und Pflegepraxis? In M. Hülsken-Giesler, S. Kreutzer & N. Dütthorn (Hrsg.), *Rekonstruktive Fallarbeit in der Pflege. Methodologische Reflexionen und praktische Relevanz für Pflegewissenschaft, Pflegebildung und die direkte Pflege* (S. 103- 130). Göttingen: V&R unipress.

Rehbock, T. (2000). Braucht die Pflege eine eigene Ethik? *Pflege, 13,* 280-289.

Rehbock, T. (2005). Fälle oder Prinzipien? – Zur Bedeutung und Kritik ethischer Kasuistik. In Arbeitsgruppe „Pflege und Ethik" der Akademie für Ethik in der Medizin e.V. (Hrsg.), *„Für alle Fälle…". Arbeit mit Fallgeschichten in der Pflegeethik* (S. 202-219). Hannover: Schlütersche.

Rehbock, T. (2011). Personsein in Grenzsituationen. *Ethik Med, 23* (1), S. 15-24. https://doi.org/10.1007/s00481-010-0110-z

Remmers, H. (2003). Die Eigenständigkeit einer Pflegeethik. In C. Wiesemann u.a. (Hrsg.), *Pflege und Ethik. Leitfaden für Wissenschaft und Praxis* (S. 47-70). Stuttgart: Kohlhammer.

Remmers, H. (2016). Vorwort. In M. Hülsken-Giesler, S. Kreutzer & N. Dütthorn (Hrsg.), *Rekonstruktive Fallarbeit in der Pflege. Methodologische Reflexionen und praktische Relevanz für Pflegewissenschaft, Pflegebildung und die direkte Pflege* (S. 7-11). Göttingen: V&R unipress.

Richter, G. (2010). Ethik-Liasondienst und Ethikvisiten als Modell der Klinischen Ethikberatung. In A. Dörries, G. Neitzke, A. Simon & J. Vollmann (Hrsg.), *Klinische Ethikberatung. Ein Praxisbuch für Krankenhäuser und Einrichtungen der Altenpflege* (2. Aufl., S. 73-84). Stuttgart: Kohlhammer.

Riedel, A. (9.04.2014). Pflegerische Ethik. Verfügbar unter http://www.bpb.de/gesellschaft/umwelt/bioethik/182461/pflegerische-ethik [12.01.2017]

Riedel, A., Behrens, J., Giese, C. Geiselhart, M., Fuchs, G., Kohlen, H. ... Schütze, L. (17.10.2016). Zentrale Aspekte der Ethikkompetenz in der Pflege. *Ethik in der Medizin.* https://doi.org/10.1007/s00481-016-0415-7

Rohde, K. (2006). Literaturwissenschaft und Fallstudiendesign. Welche Textsorten eigenen sich zur Konstruktion von Fällen für den pflegerischen Erkenntnisgewinn? *Unterricht Pflege, 11* (3), 24-31.

Rothaar, M. (2015). Autonomie und Menschenwürde am Lebensende. In T.S. Hoffmann& M. Knaupp (Hrsg.), *Was heißt: In Würde sterben? Wider die Normalisierung des Tötens* (S. 100-114). Wiesbaden: Springer.

Rüller, H. (2008). Unterrichtsstunde: „Zivilcourage im Berufsalltag". *Unterricht Pflege, 13* (4), 18-22.

Sauer, T. & May. A.T. (2011). *Ethik in der Pflege für die Aus-, Fort- und Weiterbildung.* Berlin: Cornelsen.

Scheller, I. (1987). *Erfahrungsbezogener Unterricht. Praxis, Planung, Theorie.* (2. Auflage). Scriptor: Frankfurt a.M.

Scheller, I. (2012). *Szenisches Spiel. Handbuch für die pädagogische Praxis.* (6. Auflage). Berlin: Cornelsen.

Schewior-Popp, S. (2014). *Lernsituationen planen und gestalten. Handlungsorientierter Unterricht im Lernfeldkontext.* (2. Auflage). Stuttgart: Thieme.

Schmidt, K. W. (2005). Bewegende Szenen. Spielfilme als Sensibilisierung für medizinethische Themenfelder. Eine Anleitung zum Selbstversuch. In Arbeitsgruppe „Pflege und Ethik" der Akademie für Ethik in der Medizin e.V. (Hrsg.), *„Für alle Fälle...". Arbeit mit Fallgeschichten in der Pflegeethik* (S. 182-188). Hannover: Schlütersche.

Schmidt, K. W. (2008). Spielfilme als Sensibilisierung für medizinethische Themenfelder. In K. W. Schmidt, G. Maio & H. J. Wulff (Hrsg.), *Schwierige Entscheidungen – Krankheit, Medizin und Ethik im Film* (S. 29-38). Frankfurt a.M.: HAAG & HERCHEN.

Schneider, K. (2006). Fallorientierte Lernsituation: Kontinenzförderung. *Unterricht Pflege, 11* (2), 19-29.

Schneider, K. & Martens, M. (1997). Fachdidaktische Prinzipien für den Pflegeunterricht. *Unterricht Pflege, 2* (1), 3-15.

Schneider, W. (15.5.2013). Organtransplantation. Soziologische Konturen der Transplantationsgesellschaft. Verfügbar unter http://www.bpb.de/gesellschaft/umwelt/bioethik/33789/organtransplantation?p=all [27.1.2017]

Schnell, M. W. & Seidlein, A.-H. (2016). Ethik als Schutzbereich – Wissen, Haltung, Handlung. *PADUA, 11* (4), 227-231. https://doi.org/10.1024/1861-6186/a000320

Schröck, R. (1995). Zum moralischen Handeln in der Pflege. *Pflege, 8* (4), 315-323.

Schwarz-Govaers, R. (2008). Problemorientiertes Lernen (POL) und Subjektive Theorien (ST) – was hat das eine mit dem anderen zu tun? In I. Darmann-Finck & A. Boonen (Hrsg.), *Problemorientiertes Lernen auf dem Prüfstand. Erfahrungen und Ergebnisse aus Modellprojekten* (S. 13-24). Hannover: Schlütersche.

Schwencke, S. (2016). Hilfe bei Grenzfragen. *CNE.magazin, 10* (4), 18-20.

Siebert, H. (1996). *Didaktisches Handeln in der Erwachsenenbildung. Didaktik aus konstruktivistischer Sicht.* (2. Auflage). Neuwied: Luchterhand.

Siegler, S. (2016). Verantwortungsbewusstsein stärken. Konzeptionelle Möglichkeiten ethischer Bildung in der Gesundheits- und Krankenpflegeausbildung. *PADUA, 11* (4), 233-240. https://doi.org/10.1024/1861-6186/a000321

Simon, A. & Neitzke, G. (2010). Medizinethische Aspekte der Klinischen Ethikberatung. In A. Dörries, G. Neitzke, A. Simon & J. Vollmann (Hrsg.), *Klinische Ethikberatung. Ein Praxisbuch für Krankenhäuser und Einrichtungen der Altenpflege* (2. Aufl., S.22-38). Stuttgart: Kohlhammer.

„So mancher Schulalltag erinnert an einen Kaffeeklatsch." (01.04.2017). Verfügbar unter https://www.bibliomed-pflege.de/zeitschriften/artikeldetailseite-ohne-heftzuweisung/32236-so-mancher-schultag-erinnert-an-einen-kaffee-klatsch/ [23.06.2017]

Städeli, C., Grassi, A., Rhiner, K. & Obrist, W. (2013). *Kompetenzorientiert unterrichten – Das AVIVA©-Modell. Fünf Phasen guten Unterrichts.* (2. Auflage). Bern: hep.

Spaemann, C. (2015). Patientenautonomie und unerträgliches Leid. In T.S. Hoffmann& M. Knaupp (Hrsg.), *Was heißt: In Würde sterben? Wider die Normalisierung des Tötens* (S. 171-186). Wiesbaden: Springer.

Steiner, E. (2004). *Erkenntnisentwicklung durch Arbeiten am Fall. Ein Beitrag zur Theorie fallbezogenen Lehrens und Lernens in Professionsausbildungen mit besonderer Berücksichtigung des Semiotischen Pragmatismus von Charles Sanders Peirce.* Dissertation. Verfügbar unter: http://www.ewi.tu-berlin.de/fileadmin/i49/dokumente/1143711480_diss_steiner.pdf [22.05.2017]

Steinkamp, N. (2012). Methoden ethischer Entscheidungsfindung im Pflegealltag. In S. Monteverde (Hrsg.), *Handbuch Pflegeethik. Ethisch denken und handeln in den Praxisfeldern der Pflege* (S. 175-192). Stuttgart: Kohlhammer.

Süddeutsche Zeitung. (Hrsg.). (2005). Alles über meine Mutter (original: Todo sobre mi madre, 1999, Regie: Pedro Almodóvar). [DVD]. München: Süddeutsche Zeitung.

Vollmann, J. (2010). Methoden der ethischen Falldiskussion. In A. Dörries, G. Neitzke, A. Simon & J. Vollmann (Hrsg.), *Klinische Ethikberatung. Ein Praxisbuch für Krankenhäuser und Einrichtungen der Altenpflege* (2. Aufl., S.85 - 99). Stuttgart: Kohlhammer.

Walther, G. (2007). Freiheitsentziehende Maßnahmen in Altenpflegeheimen – rechtliche Grundlagen und Alternativen der Pflege. *Ethik Med, 19* (4). https://doi.org/10.1007/s00481-007-0535-1

Weiske, K. & Sauer, T. (2014). Pflegende im Zwiespalt. *Pflegezeitschrift, 67* (12), 752-755.

Welk, M. (2008). Streitgespräch/Stummes Schreibgespräch. In C. Drude & A. Zielke-Nadkarni (Hrsg.), *Unterrichtsmethoden in der Pflegeausbildung* (S. 133-135). München: Elsevier.

Woellert, K. & Meldau, U. (2016). Ist das noch richtig, was wir hier tun? *Heilberufe / Das Pflegemagazin, 68* (11), 36-38. https://doi.org/10.1007/s00058-016-2452-5

Zentrale Ethikkommission der Bundesärztekammer. (2006). Stellungnahme der Zentralen Kommission zur Wahrung ethischer Grundsätze in der Medizin und ihren Grenzgebieten (Zentrale Ethikkommission) bei der Bundesärztekammer zur Ethikberatung in der klinischen Medizin. *Deutsches Ärzteblatt, 103* (24), A1703-A1707.

Zielke-Nadkarni, A. (2006). Die Hermeneutik – eine Erkenntnistheorie für die Pflege. *Unterricht Pflege, 11* (3), (40-44).

Zentrum für Qualität in der Pflege (ZQP). (September 2014). ZQP-Bevölkerungsbefragung „Palliativversorgung und Sterbehilfe“. Verfügbar unter: https://www.zqp.de/wp-content/uploads/Meinungsbild_Palliativ_Sterbehilfe_Suizid_2014_Eggert.pdf [24.01.2017]

13 Anhang

Anhangsverzeichnis

Sachanalyse

Allgemeiner Anhang

K. Sensen, *Ethik in der Krankenpflegeausbildung vermitteln*, Forschungsreihe der FH Münster, https://doi.org/10.1007/978-3-658-22189-8

A Pflegeethik – eine Auseinandersetzung

„Ethik in der Pflege ist die Reflexion moralischer Aspekte in den Handlungsfeldern der Disziplin Pflege (Pflegepraxis, Pflegemanagement, Pflegepädagogik und Pflegewissenschaft)“ (Lay, 2012, S. 85). Diese Definition beinhaltet, dass es nicht nur in der Pflegepraxis ethisch relevante Sachverhalte gibt, sondern auch in den Disziplinen, die sich mit der Praxis beschäftigen. Dies ist auch im ICN-Ethikkodex (siehe Anhang B) aufgegriffen worden.

„Die Ethik in der Pflege als Oberbegriff bietet Orientierung für moralisches Handeln in der Berufsausübung“ und hat die „systematische Reflexion der Handlungsfelder der Pflege“ als Aufgabe (Hiemetzberger, 2013b, S. 45 & 47). Hiemetzberger schließt sich in ihrer Definition der Pflegeethik der Definition von Reinhard Lay an. Neben der Reflexion der ethischen Aspekte in der Berufsausübung, erkennt sie die Wichtigkeit der ethischen Reflexion in ihren Handlungsfeldern an und verweist auf die zunehmende Wichtigkeit der systematischen Reflexion aller Handlungsfelder (2013b, S. 47).

Monteverde definiert die Pflegeethik als eine Bereichsethik, in der „das Handlungsfeld beruflicher Pflege mit den Instrumenten der philosophischen Ethik“ untersucht wird (2012, S. 34). Die Pflegeethik bietet methodische Grundlagen mit dem Potenzial orientierend und klärend auf die Berufspraxis und dem wirksamen Berufsethos einzuwirken (Monteverde, 2012, S. 37). Für das Handlungsfeld der Pflege ist es ihre Verpflichtung, die komplexe Wirklichkeit der pflegerischen Praxis zu verstehen und sich nach außen hin darüber zu verständigen (Monteverde, 2012, S. 37).

Großklaus-Seidel (2002, S. 113) sieht als Gegenstand der Pflegeethik die Reflexion des pflegerischen Berufsethos, professionelles Handeln in ethisch relevanten Situationen und die Vorbereitung bei einer systematischen Entscheidungsfindung.

Körtner (2012, S. 40) sieht es wie folgt: „Pflegeethik als eigenständiger Bereich der Gesundheitsethik neben der Medizinethik hat die Aufgabe, die besondere Rolle und Verantwortung der Pflegenden zu reflektieren.“ Er ordnet die Pflegeethik somit der Gesundheitsethik zu und sieht sie als eigenständigen Bereich neben der Medizinethik, in dem es zu Überschneidungen, aber auch zu Unterschieden in den jeweiligen Bereichen kommt. Im Zentrum dieser beiden Bereichsethiken befindet sich nach Ansicht von Körtner der zu pflegende Mensch (2012, S. 41). Dieser Auffassung von Pflegeethik als Bereichsethik, neben der medizinischen Ethik, schließt sich u.a. Hiemetzberger (2013b, S. 45) an. Körtner definiert in diesem Zusammenhang die Bereichsethik in Anlehnung an Fischer und beschreibt, dass Bereichsethiken aus unterschiedlichen Praxisfeldern mit verschiedenen Arten von Problemen konfrontiert sind und diese auch unterschiedliche Arten der ethischen Reflexion erfordern (Fischer, 2002, S. 34 zit. nach Körtner, 2012, S. 24). Er betont, dass es sich bei der Pflegeethik, der Medizinethik sowie der Ethik anderer helfender Berufe nicht um ein Säulenmodell handeln soll, das alle helfenden Berufe unter dem Dach der Gesundheitsethik nebeneinanderstellt. Vielmehr handelt es sich seiner Meinung nach um ein integratives Konzept, das von wechselseitiger Beeinflussung und Kooperation der Berufe ausgeht (2012, S. 39).

Friesacher (2010, S. 81-82) geht auf die Notwendigkeit von Regional- und Berufsethiken ein und begründet diese folgendermaßen: „Die Frage, wie wir leben wollen und auch sollen, ist auch eine ganz alltägliche und betrifft alle Mitglieder der Gesellschaft gleichermaßen." (Friesacher, 2010, S. 81). Ethik und Moral sind somit nicht nur Themen, die von vermeintlichen Experten aufgegriffen und besetzt werden sollen. Fragen nach dem guten Leben und dem richtigen Handeln stellen sich im Alltag eines jeden Menschen (Friesacher, 2010, S. 81). Der Umgang mit dem Leben ist durch die Technik und den Einsatz invasiver Maßnahmen, die es ermöglichen in den menschlichen Körper einzudringen, problematisch geworden. Hierbei entstehen Probleme, die nicht eindeutig gelöst werden können und der Ethos des Alltags reicht an dieser Stelle nicht mehr aus. An dieser Stelle ist laut dem Autor nötig, auf Regionalethiken und Berufsethiken, wie die der Pflege, zurückzugreifen (Friesacher, 2010, S. 81-82). Neben generellen Begründungsfragen, die am Diskurs philosophischer Ethiken orientiert sind, muss sich eine Pflegeethik laut Friesacher (2010, S. 83) insbesondere mit konkreten Anwendungsfragen von einmaligen Situationen beschäftigen. Dafür ist dem Autor zufolge eine kontextsensitive, individuelle und fallspezifische Beurteilung notwendig (2010, S. 83).

Eine genaue Erarbeitung, ob es sich bei der Pflegeethik um eine Berufsethik oder Bereichsethik handelt (siehe hierzu ausführlich Lay, 2012, S.46-53) wird in dieser Arbeit nicht aufgegriffen. Da es sich um ausgewählte Inhalte handelt, die in diesem Zusammenhang aufgeführt werden, führt diese Einteilung zu weit und ist für die Auszubildenden nicht handlungsleitend.

Eigenständigkeit der Pflegeethik

Bis vor einigen Jahren war es umstritten, ob die Pflege eine eigene Ethik hat bzw. benötigt (Monteverde, 2012, S. 19). An dieser Stelle soll darauf eingegangen werden, welche Argumente für und welche gegen die Eigenständigkeit einer eigenen Ethik in der Pflege aufgeführt werden. Die Begriffe Ethik in der Pflege und Pflegeethik werden in dieser Arbeit synonym verwendet.

Auch wenn Ärzte und Pflegende es im Prinzip mit ähnlichen Problembeständen zu tun haben, haben die beiden Berufe laut Remmers (2003, S. 51-52) dennoch unterschiedliche Perspektiven auf diese Sachverhalte. Während bei den Ärzten eher eine naturwissenschaftlich objektive Symptomkontrolle im Fokus steht, sind es bei den Pflegekräften die subjektiven Wahrnehmungs- und Verarbeitungsweisen der Betroffenen. Gerade im Hinblick auf die kürzere Verweildauer der Patienten und dem gesteigerten Potenzial an hochinvasiven medizinischen Möglichkeiten, fällt den Pflegekräften die Funktion zu, im Rahmen eines vielseitigen Betreuungs- und Verantwortungsverhältnisses und auf Grundlage ihrer typischen Wahrnehmungsstrukturen, Sensitivitätskonzepte für sich zu reklamieren und somit eine Ergänzung zur Distanz geprägten Medizin darzustellen (Remmers, 2003, S. 62). Die Interaktionsdichte und das Eingebundensein der Pflege in den Erlebnishorizont der Betroffenen stellt für Remmers (2003, S. 59) eine wichtige Ergänzung zur Medizinethik dar, um differenzierte Einzelfallentscheidungen im Sinne des Patienten fällen zu können. Ähnlich sieht es auch Körtner. Dieser zählt auf die Frage, ob es neben der Medizinethik wirklich die Notwendigkeit einer Pflegeethik als eigene Bereichsethik gibt, zahlreiche Situationen auf, die für die Pflege ethisch relevant sind (2012, S. 37-38). Ihm zufolge gibt es oftmals Situationen, in denen sowohl Mediziner als auch Pflegekräfte an ethischen Konflikten beteiligt sind. Es ergeben sich im pflegerischen Handeln jedoch auch ethische Konflikte, die dem spezifischen Pflegehandeln zuzuordnen sind und für die Medizin eher eine untergeordnete Rolle spielen (Körtner, 2012, S. 38).

Rehbock hingegen liefert in ihrer Veröffentlichung „Braucht die Pflege eine eigene Ethik?“ aus dem Jahr 2000 Argumente gegen die Notwendigkeit einer eigenen Pflegeethik. Sie erkennt die Forderungen der Pflege nach größerer beruflicher Autonomie und eigenständigen Verantwortungsbereichen der Pflege an, widerspricht aber der Notwendigkeit einer eigenen Pflegeethik im Sinne einer Sonderethik (Rehbock, 2000, S. 280). Diese befördere laut Rehbock (2000, S. 281) die Vorstellung einer spezifischen weiblichen Moral, die sie auch als weibliche Fürsorgeethik bezeichnet, und stehe der männlichen Prinzipienethik entgegen. Die ethische Reflexion durch Pflegekräfte auf ihre Alltagspraxis erkennt Rehbock durchaus an und sieht sie z.B. als wichtige Unterstützung, wenn es um die Abschätzung der Folgen einer medizinischen Maßnahme für den Patienten geht. Das Vorhandensein eines spezifischen

Berufsethos und der entsprechenden Kodizes sieht sie als Form der beruflichen Identität und fordert einen höheren Stellenwert von Ethik im Rahmen der Berufsausbildung (Rehbock, 2000, S. 281). Dennoch beantwortet sie die Frage, ob hierfür eine eigene Pflegeethik von Nöten sei mit nein. Sie sieht darin die Gefahr, dass sich die Pflege allgemeingültiger ethischer Grundsätze beraubt, die ihre genannten Anliegen jedoch verteidigen würden (2000, S. 282). Ihrer Meinung nach müssen sowohl Ärzte neben den ethischen Prinzipien die individuelle Situation eines Patienten bei der Entscheidungsfindung berücksichtigen, als auch Pflegekräfte dieselben moralischen Prinzipien berücksichtigen wie die Ärzte (Rehbock, 2000, S. 284). Beide Berufsgruppen müssen die Situation des Patienten und die Achtung vor der Autonomie desselben in ihrem Handeln berücksichtigen (Rehbock, 2000, S. 289).

Rabe (2009, S. 72-73) steht dem Thema ambivalent gegenüber. Sie sieht die Notwendigkeit der Pflegeethik als eigenständige Bereichsethik gegeben, um spezifische Tätigkeitsbereiche von Pflegenden zu reflektieren und eigene Antworten aus ihrer Perspektive zu formulieren. Diese sind durch die Verantwortlichkeit geprägt, die sich aus der großen Nähe zum Patienten ergeben. Die Perspektive der Pflege muss jedoch auch kommuniziert werden, wozu es von Nöten ist, eine gemeinsame ethische Sprache zu sprechen. Dazu ist die Pflege laut Rabe auf andere Akteure angewiesen. Ihrer Meinung nach nimmt die Pflegeethik nicht am internationalen Austausch statt, wenn sie überwiegend in der Abgrenzung zur Medizinethik konzipiert wird (Rabe, 2009, S. 72). Sie verbleibt dann in ihrer eigenen Welt und ist wenig vernetzt. Dennoch sieht Rabe die Phase der Abgrenzung gegenüber der Medizin als notwendigen Prozess für die Emanzipation der Pflege an. Diese sollte selbstbewusst an der kritischen Debatte über das Gesundheitswesen teilnehmen und ihre Perspektive als Ergänzung einbringen (Rabe, 2009, S. 72). Nach Auffassung von Rabe sollte die Pflegeethik angesichts der Geschichte der Unterordnung unter der Medizin nicht diesem Begriff untergeordnet werden. Sie favorisiert stattdessen von einer Ethik im Gesundheitswesen anstelle der Medizinethik zu sprechen (2009, S. 73).

B Berufsethos und Berufskodizes

Jeder Beruf hat einen eigenen Berufs- oder Standesethos entwickelt. Die daraus resultierenden Normen sind für die Personen, die diesen Beruf gewählt haben und ihn nun ausüben, bindend. Der allgemeine moralische Grundsatz aller Berufsgruppenmoralen basiert darauf, seinen Beruf so gut wie möglich zu tun. Arbeit wird auf Basis von moralischen Regeln ausgeführt. (Pieper, 2007, S. 35).

Laut Monteverde, (2012, S. 27) erwähnt ein Berufsethos u.a. Tugenden, die für die Ausübung des Berufs als bedeutsam gesehen werden. Früher waren dies für den Beruf der Krankenpflege beispielsweise Gehorsam, Unterordnung und Selbstlosigkeit. Heute sind es Haltungen wie Mitgefühl und Aufrichtigkeit (Monteverde, 2012, S. 27). Der christliche Ursprung und die christliche Prägung der Pflege beeinflussen den pflegerischen Ethos, auch wenn es längst überholt scheint, bis in die heutige Zeit. Zudem spielen die Folgen, dass die Pflege früher und auch heute noch ein Frauenberuf ist, eine Rolle im pflegerischen Berufsethos (Rabe, 2009, S. 23).

Die Entwicklung des Berufsethos hat auch etwas mit der Entstehung und der Geschichte des Berufs zu tun. Beispielhaft wird an dieser Stelle die Zeit des Nationalsozialismus und ihr Einfluss auf den Pflegeberuf näher betrachtet. Die Lehren aus dieser Zeit führten zu einer Neuorientierung des Berufsethos und können als Legitimation für die Relevanz von Ethik in der Pflege angesehen werden.

In Zeiten des Nationalsozialismus sollte sich das Pflegeethos nicht mehr dem christlichen Menschenbild, sondern der nationalsozialistischen Weltanschauung verpflichtet fühlen (Betzien, 2015, S. 115). Die Schwestern sollten sich dem Wohl der „Volksgemeinschaft" vor dem Wohl des Einzelnen verantwortlich fühlen (Betzien, 2015, S. 115; Rabe, 2009, S. 27). Die SS-Schwestern konnten im Nationalsozialismus sowohl entsprechend ihres traditionellen Pflegeethos Leben retten und Hilfe in der Krankenversorgung leisten, oder aber dies entsprechend verweigern und der Auffassung der Nazis folgen und zu (Mit-)Tätern werden (Betzien, 2015, S. 118). In der Aufarbeitung der Verbrechen, die Ärzte und Pflegende im Nationalsozialismus begangen hatten, zeigten viele Pflegende einen erschütternden Mangel an Unrechtbewusstsein. Sie bezogen sich auf ihre Gehorsamspflicht gegenüber dem Arzt (Rabe, 2009, S. 28).

> Dass man durch zu viel Gehorsam und Mangel an moralischer Autonomie und Urteilskraft schuldig werden kann, ist eine der Lehren, die die Pflege ziehen musste und die, wenn auch mit Verzögerung, zu einer Neuorientierung in der Berufsauffassung und Ethik beitrug. (Rabe, 2009, S. 28).

Eine Folge der ethischen Neuorientierung nach ihrem Versagen in der NS-Zeit ist in den berufsethischen Kodizes der Pflege wiederzufinden: das Wohl des Einzelnen (des Patienten) ist über das Gemeinwohl zu stellen (Rabe,

2009, S. 49). Des Weiteren wurde der Gehorsam durch die Verantwortung abgelöst: eine weitere Lehre aus der Geschichte der Pflege im Nationalsozialismus (Rabe, 2009, S. 49).

Die meisten berufsethischen Kodizes entstanden Anfang der 1990er Jahre herum: in Zeiten der Professionalisierungs- und Akademisierungsdebatte (Rabe, 2009, S. 32). „Berufsethische Kodizes geben die „offiziellen" Wertorientierungen einer Berufsgruppe wieder" und gelten als Professionalisierungsmerkmal (Rabe, 2009, S. 32). Sie müssen laufend aktualisiert und überprüft werden. Solche Berufskodizes können keine konkreten Handlungsanweisungen für bestimmte Situationen geben, sondern sollen eine Orientierungshilfe für schwierige Entscheidungen im pflegerischen Alltag bieten (Hiemetzberger, 2013b, S. 51). Die Gesellschaft erhält durch einen Berufskodex Auskunft über Normen und Werte, nach denen eine Berufsgruppe ihr Handeln ausrichtet (Hiemetzberger, 2013b, S. 52).

ICN-Ethikkodex

Der bekannteste Berufskodex für Pflegende ist der ICN-Ethikkodex für Pflegende, der im Folgenden exemplarisch kurz vorgestellt wird. Er hat internationale Gültigkeit (Hiemetzberger, 2013b, S. 52 & 54).

In der Präambel des ICN-Kodex werden die vier grundlegenden Aufgaben von Pflegekräften genannt: Gesundheit fördern, Krankheit verhüten, Gesundheit wiederherstellen und Leiden lindern (DBfK, 2010, S. 1). Die Achtung der Menschenrechte wird untrennbar mit der Pflege verbunden. Ebenso verbietet der Kodex die Diskriminierung aufgrund von Alter, Geschlecht, Hautfarbe, Glauben, Kultur und Behinderung. Die Pflegetätigkeit soll zum Wohl des Einzelnen, der Familie und der sozialen Gemeinschaft ausgeübt werden (DBfK, 2010, S. 1). Neben der Präambel umfasst der Kodex vier Grundelemente, die den Standard ethischer Verhaltensweisen bestimmen: Pflegende und ihre Mitmenschen, Pflegende und die Berufsausübung, Pflegende und die Profession und Pflegende und ihre Kollegin. Diese vier Grundelemente dienen als Rahmen für Verhaltensnormen und liefern wichtige Erläuterungen dazu, welche Aufgaben mit ethischem Handeln in der Pflege verbunden werden (DBfK, 2010, S. 4).

Als Vorschlag für die Anwendung bietet der ICN-Ethikkodex ebenfalls Beispiele, wie die Elemente des Kodex genutzt werden können (DBfK, 2010, S. 4). Darin wird aufgeführt, dass der Kodex als Rahmen für Verhaltensnormen gilt und z.B. dazu dient, anhand konkreter Beispiele aus der Pflegepraxis ethische Problemsituationen zu identifizieren und entsprechende Verhaltensnormen aus dem Kodex abzuleiten, um ein Dilemma zu bearbeiten

(DBfK, 2010, S. 4). Weitere Einsatzmöglichkeiten sind die Diskussion über ethische Fragen, oder die Möglichkeit in Gruppen herauszuarbeiten, wie ethische Entscheidungen getroffen werden und anhand dessen ethische Verhaltensnormen zu identifizieren.

Ein Berufskodex kann nur dann wirksam sein, wenn er den Pflegepersonen vertraut ist und seine Inhalte durch die Pflegepersonen verinnerlicht werden (Hiemetzberger, 2013b, S. 54). Im ICN-Ethikkodex ist nach Riedel et al. (2016, S. 3) der Kern der ethischen Identität der Pflege niedergelegt. „Er stellt eine allgemeinverbindliche Beschreibung der ethischen Grundhaltung und der daraus resultierenden Verpflichtungen dar" (Riedel et al., 2016, S. 3).

Ergänzende Literatur:

Monteverde, S. (2012). Das Umfeld pflegeethischer Reflexion. In S. Monteverde (Hrsg.), *Handbuch Pflegeethik. Ethisch denken und handeln in den Praxisfeldern der Pflege* (S. 19-41). Stuttgart: Kohlhammer. Insbesondere S. 27-30.

C Pflegerisches Handeln in ethischen Grenzsituationen

Durch die zunehmende Komplexität der Pflegesituationen und die wachsenden Anforderungen an professionelle Pflegekräfte hat auch die Bedeutung der Pflegeethik zugenommen (Riedel, 2014). Im Handlungsfeld pflegeethischer Reflexion ist es von zentraler Bedeutung, dass es nicht ausschließlich um dramatische und lebensbegrenzende Entscheidungen wie die Einstellung lebenserhaltender Maßnahmen geht. Die Ethik im pflegerischen Kontext sieht sich oftmals mit der Herausforderung konfrontiert, auch in „undramatischen" Situationen, die nicht durch Zeitdruck oder eine Entscheidungslast geprägt sind, dennoch aber bei den Beteiligten das Gefühl von Machtlosigkeit und moralische Ungewissheit auslösen, das Wohl des Patienten und die Rahmenbedingungen therapeutischen Handelns zu bedenken (Monteverde, 2012, S. 27). Es folgen zwei beispielhafte Szenarien, in denen es im Pflegealltag immer wieder zu ethisch bedenklichen Situationen kommt.

C1 Machtmissbrauch in der Pflegepraxis

Ein Beispiel für einen pflegeethischen Konflikt kann die Lagerung eines Patienten darstellen. Verweigert ein Patient diese Pflegeintervention um seinem Bedürfnis nach Privatheit und Ruhe nachzukommen, die Maßnahme aus Sicht der Pflegenden jedoch nötig erscheint um Hautläsionen zu vermeiden, kommt es zu einem pflegeethischen Konflikt (Riedel, 2014). Hierbei ist zu beachten, dass ein Patient grundsätzlich nur versorgt werden darf, wenn er darin einwilligt. Aus dem Umgang mit kranken Menschen lässt sich nicht das Recht auf Bevormundung ableiten (Großklaus-Seidel, 2002, S. 142-143). Auch wenn pflegerische Handlungen oftmals nicht so invasiv wie medizinische Maßnahmen sind, können sie den Patienten physisch und psychisch „verletzen“ (Großklaus-Seidel, 2002, S. 143). Bei pflegerischen Maßnahmen müssen Pflegende auf mögliche Einwände des Patienten achten. Ein Patient kann generell mit einer Maßnahme einverstanden sein (z.B. der Lagerung), wünscht jedoch eine bestimmte Lagerungsweise um Schmerzen zu verhindern, oder möchte diese erst zu einem späteren Zeitpunkt durchführen (Bobbert, 2012, S. 68).

Macht ist ein zentrales Thema in der Medizin und der Pflege, da ein asymmetrisches Verhältnis zwischen Helfenden und Hilfsbedürftigen besteht (Körtner, 2012, S. 74). Über diese asymmetrische Beziehung kann laut Körtner auch die Leitvorstellung von der Patientenautonomie nicht hinwegtäuschen (2012, S. 74). Die Entscheidungsfreiheit des Patienten wird immer mehr betont, um ihn vor paternalistisch-fürsorglichem Personal in Medizin und Pflege zu schützen (Großklaus-Seidel, 2002, S. 142-143). Oftmals sind ethische Entscheidungen in der Pflege zwischen den Normen der Patientenautonomie und der Fürsorge angesiedelt (Bobbert, 2012, S. 58). „Die Verletzung des anderen geschieht nicht immer nur aus böser, sondern nicht selten gerade aus guter Absicht!“ (Körtner, 2012, S. 73). Die Motivation zur Fürsorge kann zur Verletzung dazu führen, dass die Autonomie eines Pflegebedürftigen auf paternalistische Weise verletzt wird und er somit bevormundet wird (Körtner, 2012, S. 73). Bei pflegerischen Interaktionen stellt sich, angesichts der Abhängigkeit der Pflegebedürftigen, die Frage nach einer guten Balance zwischen den Bestimmungsgründen. Zentral ist hierbei das Autonomierecht des pflegebedürftigen Menschen (Bobbert, 2012, S. 58).

Zu ethischen Problemen kommt es, wenn unterschiedliche Werthaltungen darüber bestehen, was das „Gute“ ist und sich im Zweifel der Stärkere durchsetzt (Großklaus-Seidel, 2002, S. 142). Im Kontext pflegerischen Handelns geht es vor allem um die Wünsche, Bedürfnisse und moralischen Rechte eines Betroffenen, die einer ethischen Entscheidungsfindung bedürfen. Dabei muss z.B. beachtet werden, ob der andere Schaden erleidet und dies ethisch verboten ist oder ob eine Handlung lediglich nichts Gutes tut, da man aus mehreren Möglichkeiten nicht die beste Alternative für den Pflegebedürftigen wählt (Bobbert, 2012, S. 59). Bobbert (2012, S. 61-62) nennt vier

Rechte, die als Ausdifferenzierung des Autonomierechts eines Patienten gesehen werden können:

1. „Das Recht auf informierte Zustimmung oder Ablehnung,
2. das Recht auf Festlegung des eigenen Wohls,
3. das Recht auf Wahl zwischen möglichen Alternativen und
4. das Recht auf eine möglichst geringe Einschränkung des Handlungsspielraums durch Institutionen."

Pflegende können Patienten ermuntern Fragen zu stellen und ihnen Informationen zur Verfügung zu stellen, damit diese in der Lage sind, individuelle Entscheidung treffen zu können. An dieser Stelle wird oftmals vom „Informed Consent" gesprochen: der Patient hat das Recht auf Einwilligung oder Ablehnung einer Maßnahme. Um eine Entscheidung treffen zu können, müssen ihm in ausreichendem Maße verständliche Informationen vermittelt werden, damit er entscheidungsfähig ist (Bobbert, 2012, S. 62). Des Weiteren wird die Fähigkeit zur Selbstbestimmung des Patienten laut ihrer Aussage gefördert, wenn auch verdeckte Fragen und Anliegen von den Pflegekräften erkannt und sensibel aufgegriffen werden (2012, S. 66). Durch diese pflegerischen Maßnahmen kann laut Bobbert (2012, S. 66) die vorherrschende Asymmetrie in der Beziehung zum Patienten im Krankenhaus zumindest abgemildert werden. Eine fürsorgende Unterstützung kann ihr zufolge als „Hilfe zur Selbsthilfe" verstanden werden und ist einer paternalistischen Bevormundung vorzuziehen (2012, S. 66-67).

Darmann-Finck (2010a, S. 38) konstatiert, dass den Pflegenden ihr Machtpotenzial und die damit verbundene Möglichkeit des Machtmissbrauchs oftmals nicht bewusst ist. Somit wird dieses Problem in erster Linie aus der Perspektive der zu Pflegenden genannt.

C2 Freiheitsentziehende Maßnahmen in der Pflegepraxis

Von freiheitsentziehenden oder bewegungseinschränkenden Maßnahmen spricht man, wenn ein Patient durch Medikamente, mechanische Vorrichtungen oder auf andere Weise in seiner Fortbewegungsfreiheit beeinträchtigt ist (Walther, 2007, S. 289). Damit eine Fixierung straffrei bleibt und nicht den Tatbestand der Freiheitsberaubung erfüllt, bedarf es der Rechtfertigung (z.B. Notwehr, Notstand oder Einwilligung) (Dieckmann, 2012, S. 15). Die mechanische Bewegungseinschränkung ist im medizinisch-pflegerischen Alltag die wohl am weitesten verbreitete Form der Fixierung. Hierunter werden körpernahe Freiheitsbeschränkungen mit Gurten oder Riemen gefasst (Bretschneider, 2015, S. 275). Eine weitere Form der Fixierung ist die chemische Bewegungseinschränkung. Wenn Medikamente (z.B. Sedativa oder Neuroleptika) bewusst zur Verhaltenskontrolle eingesetzt werden, kann auch hierbei von einer Fixierung gesprochen werden (Bretschneider, 2015, S. 275).

Freiheitsentziehende Maßnahmen sind nur zum Wohl des Patienten einzusetzen und werden z.B. unternommen, um eine erhebliche Gesundheitsschädigung, eine Selbsttötung oder eine krankheits- oder behinderungsbedingte Gefahr abzuwenden (Walther, 2007, S. 293). Pflegende spielen eine zentrale Rolle bei der Entscheidung, ob freiheitsentziehende Maßnahmen zur Anwendung kommen (Köpke, Möhler & Meyer, 2015, S. 197; Walther, 2007, S. 298). Mechanische Fixierungen werden oftmals mit dem Ziel eingesetzt, den Patienten z.B. vor Stürzen zu schützen (Bretschneider, 2015, S. 275-276), auch wenn dieser Effekt laut Köpke et al. (2015, S. 197) ausbleibt. Trotz der zunehmend kritischen Einwände kommen freiheitsentziehende Maßnahmen weiterhin in Krankenhäusern und Pflegeheimen zur Anwendung (Bretschneider, 2015, S. 275). Köpke et al. (2015, S. 197) weisen auf Untersuchungen hin, die große Unterschiede zur Anwendung von freiheitsentziehenden Maßnahmen in unterschiedlichen Pflegeheimen aufweisen. Diese lassen sich nicht immer mit der Personalsituation, der Ausstattung der Einrichtung oder den unterschiedlichen Eigenschaften der Bewohner erklären. Sie appellieren diesbezüglich an die professionelle Verantwortung der Pflegekräfte, freiheitsentziehende Maßnahmen lediglich als Mittel der letzten Wahl zu sehen und fordern gezielte Fortbildungen für Pflegekräfte und Pflegemanager (2015, S. 198).

Freiheitsentziehende Maßnahmen stellen einen schweren Eingriff in das Autonomierecht des Patienten dar. Eine Fixierung ist eine Machtdemonstration, die oftmals als Zeichen von Hilflosigkeit gesehen werden kann (Dieckmann, 2012, S. 17). Psychiatrische oder demente Patienten, die sich selbst gefährden stellen eine große Herausforderung für das Pflegepersonal dar. An dieser Stelle kommt es oftmals zu Gratwanderungen zwischen der Schutzpflicht vor Selbst- und Fremdgefährdung und dem Respekt vor den Wünschen der Betroffenen (Bobbert, 2012, S. 63-64). Hier ist die konstruktive Lösung des Konflikts unter Achtung des Autonomierechts des Patienten anzustreben, um Verhaltensänderungen zu bewirken (Bobbert, 2012, S. 64).

Aus ethischer Sicht kann an dieser Stelle der Principlism-Ansatz von Beauchamp und Childress herangezogen werden. Das Prinzip der Fürsorge soll den Patienten schützen, kann jedoch zu paternalistischem Verhalten führen, das die Autonomie des Patienten einschränkt (Bretschneider, 2015, S. 277). Wenn es in der Folge zu freiheitsentziehenden Maßnahmen kommt, besteht die Gefahr, den Patienten physisch und psychisch zu schädigen. Diese Folgen sind ein eindeutiger Widerspruch gegen die Verpflichtung Gutes zu tun. Eine solche Maßnahme kann ethisch nur in sehr engen Grenzen erlaubt sein (Bretschneider, 2015, S. 277).

D Klinische Ethik

Klinische Ethik ist eine Disziplin, die die Auseinandersetzung mit ethischen Themen im klinischen Alltag zum Gegenstand hat. Ihre Aufgabe ist es, zu einem besseren Gelingen von ethischen Diskursen im Rahmen der Patientenversorgung beizutragen (Woellert & Meldau, 2016, S. 37). Nachdem 1997 die konfessionellen Krankenhausverbände in einer Stellungnahme dazu aufriefen, klinische Ethikkomitees einzurichten, dies bei Krankenhauszertifizierungsverfahren (z.B. proCumCert und KTQ) positiv bewertet wurde und eine gesellschaftliche Entwicklung hin zum Pluralismus erfolgte, führten immer mehr Krankenhäuser klinische Ethikkomitees ein. Neben den klassischen Ethikkomitees gibt es eine Vielzahl weiterer Formen der Ethikberatung (Dörries, Neitzke, Simon & Vollmann, 2010, S. 7).

Das Aufgabenspektrum der klinischen Ethikberatung umfasst laut einer Stellungnahme der Zentralen Ethikkommission der Bundesärztekammer (2006) die Einzelfallberatung, die Leitlinienentwicklung, die Fort- und Weiterbildung zu ethischen Themen und die Organisationsethik (2006, S. A 1704-A 1705).

In der klinischen Ethikberatung gibt es verschiedene Modelle der Beratung. Sie werden im Folgenden kurz dargestellt und ihre jeweiligen Vor- bzw. Nachteile aufgeführt.

Das Klinische Ethikkomitee (KEK) ist das in Deutschland wohl häufigste Modell klinischer Ethikberatung. Innerhalb dieser Komitee-Strukturen lassen sich weitere Modelle differenzieren: das Expertenmodell, das Delegationsmodell, das Prozessmodell und das Konsilmodell (Neitzke, 2010, S. 60). Der Ethik-Liasondienst stellt eine weitere Möglichkeit der klinischen Ethikberatung dar (Richter, 2010, S. 75).

Expertenmodell (Neitzke, 2010, S. 61-62).

Definition: Ein schwieriges Problem aus der Praxis wird an die Experten des KEK weitergegeben. Das KEK tagt zu dem Problem mit dem Ziel, „eine moralisch wohlerwogene Antwort zu geben“ (Neitzke, 2010, S. 61). Der Fall wird an die Experten abgegeben. Oftmals sind im KEK gewichtige Personen der Einrichtung (z.B. Chefarzt und Pflegedienstleitung) vertreten.

Vorteile:

- geschützter Rahmen im Mitgliederkreis des KEK bietet Vertrauen bei anfänglichen Unsicherheiten in die eigenen beraterischen Kompetenzen
- Interdisziplinarität bei der Beratung (Richter, 2010, S. 74)
- Leitlinienentwicklung als Aufgabe der klinischen Ethikberatung erfolgt im vertraulichen Expertenkreis und kann durch das KEK übernommen werden.

Nachteile:

- Anspruch, alle schwierigen Probleme werden vom KEK gelöst
- Entscheidung nur nach Aktenlage und vorher eingeholten Meinungen. Dadurch gehen kontextuelle Elemente des Falls verloren
- Anfrage erfolgt bevor der moralische Konflikt deutlich wird. Dieser kristallisiert sich erst durch die Beratungssituation heraus
- Stationsteam ist nicht an der Lösungsfindung beteiligt. Dadurch wird die Chance vertan, die ethische Kompetenz des Teams zu stärken
- Verantwortung wird verlagert. Schwierige Fälle werden vom Behandlungsteam abgeschoben
- Akzeptanz und Umsetzung des KEK-Votums auf der Station schwierig, da Vorbehalte und Zweifel des Teams nicht in Entscheidungsfindung integriert wurden

Delegationsmodell (Neitzke, 2010, S. 62-64)

Definition: Ratsuchende Person (als Delegierter des Stationsteams) wird in die KEK-Sitzung eingeladen, um das Problem darzustellen und an der Lösungsfindung aktiv beteiligt zu werden.

Vorteile:

- Details des Falls können in Diskussion und Entscheidungsfindung integriert werden

- delegierte Person gibt Entscheidungsfindung auf Station bekannt. Dadurch wird Entscheidungsfindungsprozess für Beteiligte transparenter
- Fallbesprechungen können während regelmäßiger KEK-Sitzungen geführt werden.
- geeignete Räumlichkeiten des KEK können genutzt werden. Die Beratung kann „in Ruhe“ stattfinden
- Erarbeitung von Ethik-Leitlinien unter Hinzuziehung eines Delegierten aus dem betroffenen Bereich hilfreich

Nachteile:

- nicht alle am Konflikt beteiligten Personen werden angehört
- delegierte Person vertritt u.U. vornehmlich die eigenen moralischen Vorstellungen und Grundhaltungen

Prozessmodelle (Neitzke, 2010, S. 64-65).

Definition: Das KEK wird von einer betroffenen Person angefragt und geht zur Beratung auf die Station. Vor Ort wird mit den Betroffenen und Beteiligten ein gemeinsamer Beratungsprozess durchlaufen. Die Art und Anzahl der Berater variiert. Die Lösung eines Problems wird dort gesucht, wo es sich entwickelt hat. Alle Beteiligten haben somit die Gelegenheit, ihre Sichtweisen und Perspektiven in die Beratung einfließen zu lassen. Die Entscheidungsfindung erfolgt im „shared decision making“.

Vorteile:

- moralische Kompetenz der Station wird durch den Einbezug in die Beratung gestärkt
- alle verfügbaren Informationen zu dem Fall können einbezogen werden
- unausgesprochene und unreflektierte Moralvorstellungen werden im Beratungsprozess aufgedeckt und können thematisiert werden
- Beratung findet für die Betroffenen in vertrauter Umgebung statt
- Akzeptanz der getroffenen Entscheidung ist höher, da alle am Prozess beteiligt waren und die Entscheidung als tragfähig eingestuft haben. Die Umsetzung muss somit oftmals nicht mehr überprüft werden

Prozessmodelle können weiter differenziert werden und zwar hinsichtlich der Tatsache, wer die Beratung durchführt. Es gibt die Möglichkeit, dass das gesamte KEK die Beratung durchführt. Des Weiteren ist es denkbar, dass ein kleineres Team des KEK geschickt wird und sich die Zusammensetzung je nach Fachgebiet ändert. Eine dritte Variante ist das Nimwegener Modell (Steinkamp & Gordijn, 2005 zit. nach Neitzke, 2010, S. 65), bei der die Fallbesprechung nicht durch Mitglieder des KEK, sondern durch speziell ausgebildete Moderatoren durchgeführt wird.

Konsilmodell (Neitzke, 2010, S. 66)

Definition: Eine fachlich qualifizierte Einzelperson führt Beratungen durch. Sie kann durch Beratungsanfragen kontaktiert werden oder die Beratung kann im Rahmen des Liasondienstes während sogenannter Ethikvisiten stattfinden. Diese Modelle funktionieren sowohl wenn es ein KEK in der Einrichtung gibt, als auch wenn dies nicht der Fall ist.

Vorteil:

- individueller Ethikberater ist sehr flexibel (Richter, 2010, S. 74)

Nachteil:

- Beratung durch Einzelperson birgt immer die Gefahr, dass Person die Grenzen der eigenen Wahrnehmung nicht überwinden kann (z.B. hinsichtlich Geschlecht und Berufsstand)

Ethik-Liasondienst (Richter, 2010, S. 75-77 & 80-81)

Definition: Der klinische Ethiker ist in das Team integriert und regelmäßig präsent auf den Stationen. Er wird nicht erst geholt, wenn ein besonders schwerer ethischer Konflikt vorliegt, sondern nimmt beispielsweise routinemäßig an Visiten teil und ist durch einen Pieper ständig erreichbar. Bei Visiten greift er nur in das Geschehen ein, wenn seine Intervention unmittelbare Auswirkungen auf die Entscheidungsfindung im Patientenfall hat. Seine Aufgabe ist es, dem Behandlungsteam und dem Patienten Hilfestellungen bei möglichen ethischen Problemen zu geben. Dies geschieht zeitnah und antizipatorisch und hat das Ziel, ethische Dilemmasituationen in der Versorgung der Patienten zu vermeiden. Die Entscheidung fällt im „shared decision making".

Vorteile:

- Flexibilität in der Beratung
- präventiver Charakter bei der akuten Versorgung von Patienten hinsichtlich ethischer Probleme

- gewährleistet kontinuierliche Ausbildung der Mitarbeiter im Bereich Ethik
- unmittelbare Beantwortung bei ethischen Fragen und somit zeitnahe Bereitstellung von gewünschten Informationen
- niederschwelliges Angebot, da ein Ethiker nicht extra informiert werden muss

Nachteile:

- Fokus auf medizinisch-ärztlicher Informationssammlung
- weniger Dokumentation der Tätigkeit, da präventiv gehandelt wird und somit keine explizite Beratung angefragt und schriftlich bearbeitet wird
- Vereinnahmung durch ärztliche Entscheidungsträger

Weiterführende Literatur:

Akademie für Ethik in der Medizin. (2010). Standards für Ethikberatung in Einrichtungen des Gesundheitswesens. *Ethik Med, 22,* (2), 149-153. https://doi.org/10.1007/s00481-010-0053-4

Dörries, A. & Hespe-Jungesblut, K. (2007). Die Implementierung Klinischer Ethikberatung in Deutschland. Ergebnisse einer bundesweiten Umfrage bei Krankenhäusern. *Ethik Med, 19,* (2), 148-156. https://doi.org/10.1007/s00481-007-0498-2

May, A. T. (2004). Ethische Entscheidungsfindung in der klinischen Praxis. Die Rolle des klinischen Ethikkomitees. *Ethik Med, 16*, (3), 242-252. https://doi.org/10.1007/s00481-004-0323-0

Woellert, K. & Meldau, U. (2016). Ist das noch richtig, was wir hier tun? *Heilberufe / Das Pflegemagazin, 68,* (11), 36-38. https://doi.org/10.1007/s00058-016-2452-5

E Ethische Entscheidungsfindung

Laut Rabe betrifft die ethische Reflexion den Kern der Pflege (Rabe, 2009, S. 13) und ist dort notwendig, wo es in der alltäglichen Praxis zu Fragen und Konflikten kommt und das bisher Selbstverständliche durch neue Grenzsituationen fraglich wird (Rabe, 2009, S. 85). Ein moralischer Konflikt entsteht, wenn es zu Widersprüchen zwischen widerstreitenden Normen und Werten kommt, das Gefühl entsteht, „dass etwas nicht stimmt“, oder ein Unwohlsein mit der konkreten Handlungssituation bleibt (Freidmann, 2014, S. 500). Zu einem Dilemma wird der moralische Konflikt, wenn ein Akteur zwischen zwei Handlungsoptionen wählen muss, die sich gegenseitig ausschließen. Eine Situation erscheint gleichzeitig moralisch geboten als auch verboten (Friedmann, 2014, S. 500).

Im Pflegehandeln gibt es oftmals Situationen, die ein ethisches Dilemma darstellen. Kommt es beispielsweise zu Spannungen zwischen zwei Prinzipien (z.B. Autonomie und Fürsorge) oder zu einer unterschiedlichen Einschätzung von Wille und Wohl des Patienten im Team, ist dies der Ausgangspunkt für eine ethische Fallbesprechung (Riedel, 2014).

Die ethische Fallbesprechung ist eine Form der Ethikberatung. Sie kann helfen, ungeklärte Fragen zu beantworten und bietet einen Ort, um gemeinsam innezuhalten und nachzudenken, einen Ort des Austausches und auch der Entscheidung. Eine ethische Fallbesprechung kann prospektiv, präventiv oder retrospektiv durchgeführt werden (Friesacher, 2016, S. 30). Es handelt sich hierbei um einen kommunikativen Prozess, bei dem ein ethischer Inhalt im Mittelpunkt steht (Vollmann, 2010, S. 85).

Es gibt verschiedene Methoden der interdisziplinären ethischen Fallbesprechung. Diese bieten den Beteiligten eine Struktur, um Handlungssituationen unter Einbeziehung ethischer Argumente zu analysieren (Steinkamp, 2012, S. 175). Eine weitverbreitete Methode der ethischen Fallbesprechung im klinischen Setting der Akutversorgung ist die Nimwegener Methode (Friesacher, 2016, S. 32; Vollmann, 2010, S. 95; Steinkamp, 2012, S. 178), die im Folgenenden exemplarisch vorgestellt wird. Neben der Nimwegener Methode findet man in der Literatur z.B. noch das Sokratische Gespräch oder das hermeneutische Gespräch (Steinkamp, 2012, S. 184 & 188-189).

Die Nimwegener Methode stammt ursprünglich aus den Niederlanden, kommt oftmals aber auch in deutschen Krankenhäusern zur Anwendung. Sie stellt keine Checkliste, sondern eine Hilfe zur Strukturierung einer Fallbesprechung dar (Vollmann, 2010, S. 95). Es lassen sich vier Gesprächsphasen unterscheiden (Steinkamp, 2012, S. 179-180; Vollmann, 2010, S. 95-96):

1. **Problembestimmung**: Was ist der Anlass der Besprechung? Welches moralische Problem besteht?
2. **Inventarisieren und Verstehen des Problems**: Welche medizinischen, pflegerischen, organisatorischen und lebensanschaulichen Aspekte spielen eine Rolle?

3. **Ethische Bewertung**: Ermittlung des Wohls und Willens des Patienten. Werte und Normen, die im Fall von Bedeutung sind, aber auch Verantwortung von Ärzten und Pflegenden, werden hier offengelegt.
4. **Beschlussfassung**: Zusammenfassung des Ergebnisses der Fallbesprechung. Wo wurde ein Konsens erzielt? Wo besteht weiterhin ein Dissens? Wann muss die Entscheidung erneut diskutiert werden?

Eine wichtige Rolle bei der ethischen Fallbesprechung spielt der Moderator. Er hat die Rolle des „ausgleichenden Leiters des Gruppenprozesses" (Vollmann, 2010, S. 86) und sollte ein „neutraler Dritter" sein, der von außen dazu kommt (Vollmann, 2010, S. 86). Bei der Fallbesprechung wird besonderer Wert auf Herrschaftsfreiheit und Gleichberechtigung aller Beteiligten gelegt (Friesacher, 2016, S.32).

Auch im Rahmen der Ausbildung zur Gesundheits- und Krankenpflege ist die ethische Entscheidungsfindung von großer Bedeutung. Die Arbeit mit Fällen ist eine weitverbreitete Praxis im Rahmen des Ethikunterrichts. Davon ausgehend werden im Anschluss ethische Fallbesprechungen durchgeführt, um so gemeinsam mit den Schülern zu einer ethischen Entscheidung zu gelangen, wenn dies das Ziel der Einheit ist. Mehr hierzu findet sich in den Gliederungspunkten 7.3 und 8 dieser Arbeit, die sich mit dem fallbezogenen Lernen in der Vermittlung ethischer Inhalte und dem für die Pflegeausbildung entwickelten Reflexionsmodell von Marianne Rabe beschäftigen.

Weiterführende Literatur:

Arbeitsgruppe „Pflege und Ethik" der Akademie für Ethik in der Medizin e.V. (2005). *„Für alle Fälle…" Arbeit mit Fallgeschichten in der Pflegeethik.* Hannover: Schlütersche.

Schwencke, S. (2016). Hilfe bei Grenzfragen. *CNE.magazin, 10* (4), 18-20.

Vollmann, J. (2010). Methoden der ethischen Falldiskussion. In A. Dörries, G. Neitzke, A. Simon & J. Vollmann (Hrsg.), *Klinische Ethikberatung. Ein Praxisbuch für Krankenhäuser und Einrichtungen der Altenpflege* (2. Aufl., S.85 - 99). Stuttgart: Kohlhammer. Insbesondere S. 85-90.

F Ethik am Lebensanfang

An dieser Stelle werden die ethischen Aspekte der Pränataldiagnostik und der Präimplantationsdiagnostik dargestellt. Der Schwerpunkt liegt in der Ausbildung zur Gesundheits- und Krankenpflege eher auf der Pränataldiagnostik, da die Auszubildenden hierzu in ihrer praktischen Ausbildung erfahrungsgemäß mehr Kontakt haben. Die Auseinandersetzung mit der Präimplantationsdiagnostik bietet die Möglichkeit für eine Vertiefung dieser Thematik. Diese Themen sind erfahrungsgemäß von großem persönlichen Interesse für die Lernenden. Die Gebiete der Ethik am Lebensanfang und der Ethik am Lebensende kommen der Forderung des Lernfeldkonzeptes nach und beschäftigen sich mit gesellschaftspolitischen Themen, die für die Allgemeinbildung der Lernenden und ihre persönliche Weiterentwicklung als relevant angesehen werden.

F1 Pränataldiagnostik (PND)

Unter der PND werden vorgeburtliche Untersuchungen gefasst, die zusätzlich zur regulären Schwangerschaftsvorsorge durchgeführt werden. Dabei wird gezielt nach Auffälligkeiten oder Störungen beim Ungeborenen gesucht. Es werden invasive (z.B. Amniozentese, Chorionzottenbiopsie) und nicht-invasive Methoden (z.B. Ultraschall, Blutuntersuchungen der Schwangeren) unterschieden (Bundesarbeitsgemeinschaft der Freien Wohlfahrtspflege e.V., 2011, S. 18).

Die Entwicklung der PND reicht in Deutschland in die 1960er Jahre zurück und war ursprünglich nur für Paare gedacht, die ein erhöhtes Risiko für ein behindertes oder krankes Kind hatten (Graumann, 2010, S. 133-134). Mittlerweile ist die PND immer mehr zur Routine geworden und die Hürde sich gegen vorgeburtliche Diagnostik zu entscheiden wird dementsprechend höher (Braun, 2006, A 2614; Graumann, 2010, S. 134), auch wenn weiterhin betont wird, dass die Frauen als selbstbestimmte Patientinnen ein Recht auf „Nichtwissen" haben (Bundesarbeitsgemeinschaft der Freien Wohlfahrtspflege e.V., 2011, S. 11).

Die PND kann Schwangeren die Angst vor einem behinderten oder kranken Kind nehmen, da sie oftmals keinen auffälligen Befund zu Tage fördert (Natioinaler Ethikrat, 2003, S. 41). Falls es jedoch zu Auffälligkeiten beim Ungeborenen kommt, stehen unterschiedliche Handlungsoptionen und -anforderungen zur Verfügung: eine Beratung, eine intrauterine Therapie, die Planung der Geburt und der postnatalen Versorgung des Kindes, die Vorbereitung auf die Geburt eines behinderten Kindes, oder ein Schwangerschaftsabbruch (Nationaler Ethikrat, 2003, S. 41).

Gommel (2007, S. 141) weist als ethisches Argument für die PND darauf hin, dass sie die Möglichkeit bietet Erkrankungen des Kindes und der Schwangeren frühzeitig zu erkennen und daran anschließend therapieren zu können. Ihm zufolge muss eine PND als Hilfsangebot an die Schwangere und ihr Kind verstanden werden (Gommel, 2007, S. 141).

Braun (2006, A 2612) gibt in diesem Zusammenhang zu Bedenken, dass Paare nach der Mitteilung über einen auffälligen PND-Befund oftmals gleichzeitig von ihren Ärzten zu einem Schwangerschaftsabbruch aufgefordert werden. Diese Empfehlung werde ihrer Erfahrung nach häufig auch dann ausgesprochen, wenn es lediglich zu unklaren Befunden bei der PND kommt (2006, A 2612). Zudem entstehe ein Rechtfertigungsdruck für Paare, die sich dazu entschließen ein möglicherweise krankes oder behindertes Kind auszutragen (Braun, 2006, A 2614). Weitere Argumente gegen die PND sind die zunehmenden Medikalisierung der Schwangerschaft und die Gefährdung des Ungeborenen durch invasive Untersuchungen (Gommel, 2007, S. 143). Braun gibt außerdem zu bedenken, dass pränataldiagnostische Reihenuntersuchungen zu Verunsicherungen bei der Frau führen und somit die Bindung zwischen Mutter und Kind beeinträchtigen können (2006, A 2612).

Ein Schwangerschaftsabbruch ist grundsätzlich (nach §218 Strafgesetzbuch (StGB)) in Deutschland strafbar. Ausnahmen dazu werden in §218a StGB aufgeführt. Das Bundesverfassungsgericht hat in diesem Zusammenhang die Formel „rechtswidrig aber straffrei" geprägt (Graumann, 2011, S. 124). Demnach ist der Abbruch der Schwangerschaft nicht strafbar, wenn der Abbruch auf Verlangen der Schwangeren von einem Arzt durchgeführt wird, sie vorher eine Beratung und drei Tage Bedenkzeit in Anspruch genommen hat und die Schwangerschaft vor der 12. Schwangerschaftswoche (SSW) ist. Zudem kann der Abbruch durch einen Arzt auch nach der 12. SSW und ohne zeitliche Befristung vorgenommen werden, wenn er „unter Berücksichtigung der gegenwärtigen und zukünftigen Lebensverhältnisse der Schwangeren nach ärztlicher Erkenntnis angezeigt ist, um eine Gefahr für das Leben oder die Gefahr einer schwerwiegenden Beeinträchtigung des körperlichen oder seelischen Gesundheitszustandes der Schwangeren abzuwenden" (§218a, Abs. 2, StGB). Darunter fallen unter anderem durch PND diagnostizierte, erwartete Behinderungen des Ungeborenen, da sie als schwerwiegende seelische Belastung für die Schwangere angesehen werden (Graumann, 2011,

S. 124). Nach Meinung des deutschen Ethikrats kann die Tötung eines Embryos oder Fetus nur in Betracht kommen, wenn sie das einzige Mittel ist, um eine schwerwiegende Gefahr für die Mutter abzuwenden (2011, S. 117).

Aus ethischer Sicht werden vor allem die späten Schwangerschaftsabbrüche nach auffälliger PND kontrovers diskutiert. Das Recht der Selbstbestimmung der Frau steht dem Lebensrecht des Ungeborenen gegenüber (Graumann, 2010, S. 135). Umstritten ist in diesem Zusammenhang die Frage, ob das Ungeborene als gleichberechtigtes, moralisches Subjekt gelten kann (Graumann, 2010, S. 135). Diese Fragen werden in der Bioethik oftmals unter dem Stichwort des „moralischen Status" diskutiert (Graumann, 2011, S. 125). Hierbei lassen sich nach Graumann (2011, S. 126) drei Positionen unterscheiden. Diese haben alle gemeinsam, dass sie einen vollen moralischen Status anhand vorhandener Personeneigenschaften (z.B. Selbstbewusstsein, Handlungsfähigkeit oder Rationalität) definieren.

Liberale Position (Graumann, 2011, S. 126-127)

- für die Selbstbestimmung und Wahlfreiheit der Frau: „pro choice"
- nur Wesen mit *aktuellen* Personeneigenschaften haben einen vollen moralischen Status
- menschliche Wesen vor der Geburt sind keine Personen, da ihnen wesentliche Eigenschaften fehlen
- menschliche Wesen vor der Geburt haben kein Recht auf Leben
- ein Schwangerschaftsabbruch ist moralisch erlaubt, wenn er dem Wunsch der Schwangeren entspricht.

Konservative Position (Graumann, 2011, S. 127-128)

- strenger Schutz des ungeborenen Lebens: „pro life"
- menschliche Wesen mit *potenziellen* Personeneigenschaften besitzen vollen moralischen Status
- Menschenwürde und -rechte kommen jedem menschlichen Wesen zu: auch Embryonen und Föten
- Schwangerschaftsabbruch nur dann zulässig, wenn das Leben oder die Gesundheit der Frau gefährdet sind (Abwägung gegen andere gleichrangige Güter)

Vermittelnde Position (Graumann, 2011, S. 128-129)

- *wachsender* moralischer Status mit der Entwicklung menschlicher Lebewesen
- volle Personalität erreichen Lebewesen in den ersten Jahren der Kindheit: volles Recht auf Leben
- mögliche Personalität ab Ende des ersten Schwangerschaftsdrittels: in etwa volles Recht auf Leben
- potenzielle Personalität besitzen menschliche Wesen bereits ab der Zeugung: nur geringe Schutzansprüche

Graumann (2010, S. 144) weist auf die Wichtigkeit hin, gesellschaftliche Hintergründe und Folgen der PND offen zu diskutieren. Ihrer Meinung nach kann es nur dann zur Lösung der PND-Problematik kommen, wenn sich die gesellschaftliche Sichtweise durchsetzen kann, dass das Leben mit einem behinderten Kind keine Katastrophe ist, sondern eine Bereicherung sein kann.

F2 Präimplantationsdiagnostik (PID)

Unter einer PID versteht man die invasive Diagnostik an durch In-vitro-Fertilisation entstandener Embryonen vor dem Transfer in die Gebärmutter hinsichtlich Veränderungen des Erbmaterials, die eine schwere Erbkrankheit zur Folge haben können. Die Diagnostik findet laut Bundesärztekammer (BÄK) *vor* Beginn der Schwangerschaft statt (2011, A 1702). Das Ziel der PID ist es, Paaren mit einem hohen genetischen Risiko zu einer Schwangerschaft zu verhelfen, dessen Embryo nicht von diesem Gendefekt betroffen ist (BÄK, 2011, A 1702). Derzeit ist in Deutschland die Anwendung der PID in engen Grenzen erlaubt und es wird im Einzelfall entschieden, ob das Verfahren angewendet wird (Korzilius, 2016, A 1480-A 1481).

Beispielhafte Erkrankungen für eine PID in Europa sind die zystische Fibrose, Chorea Huntington oder Hämophilie A+B. Nachdem sich die Praxis der PID mittlerweile etabliert hat, geht es derzeit eher um Grenzfälle und beispielsweise die Frage, ob eine spät manifestierte Krankheit wie Chorea Huntington eine Krankheit im Sinne der PID-Verortung ist (Korzilius, 2016, A 1481).

Im Hinblick auf die PID spielt der moralische Status der Embryonen eine wichtige Rolle. In einer Stellungnahme des Deutschen Ethikrates zur PID ist dazu Folgendes zu lesen. Es gibt verschiedene Positionen zum moralischen Status eines Embryos (Deutscher Ethikrat, 2011, S. 40). Im Hinblick auf den Embryo in vitro kann man folgende zwei Grundkonzepte unterscheiden: Zum einen die Position, die den vollkommenen Schutz vom Zeitpunkt der Kernverschmelzung vertreten und zum anderen das Konzept, das für einen uneingeschränkten Schutz erst zu einem späteren Zeitpunkt votiert (Deutscher Ethikrat, 2011, S. 40). Diese beiden Positionen haben hinsichtlich der Zulässigkeit der PID unterschiedliche Auffassungen. Beide Positionen vertreten die Ansicht, dass dem menschlichen Leben von Beginn an ein Wert zukommt. Sie haben jedoch unterschiedliche Auffassungen davon, ab wann der Beginn eines menschlichen Lebens anzunehmen ist und in welchem Maße ihm Würde- und Lebensschutz zustehen (Deutscher Ethikrat, 2011, S. 40).

Der Deutsche Ethikrat führt in seiner Stellungnahme sowohl Argumente für, als auch gegen die begrenzte Einführung der PID auf:

In seinem **Votum für die begrenzte Zulassung der PID** nennt der Deutsche Ethikrat (2011, S. 80) folgende Gründe:

- der Weg zur Erfüllung des Kinderwunsches sollte Paaren offenstehen, auch wenn ein schwerwiegendes, genetisches Risiko besteht
- eine PID greift nicht auf grundsätzlich andere Weise das Lebensrecht eines Embryos an, als bei einem Schwangerschaftsabbruch
- eine Entscheidung für die PID ist keine Diskriminierung von Menschen mit Behinderung
- eine Anwendung der PID soll begrenzt werden
- eine Anwendung der PID kann begrenzt werden

In seinem **Votum für ein gesetzliches Verbot der PID** nennt der Deutsche Ethikrat (2011) folgende Gründe:

- der Wunsch nach einem eigenen Kind rechtfertigt nicht die Einführung der PID (S. 114)
- Embryonen werden durch die PID zu disponiblen Auswahlobjekten, die aber nicht mehr Gegenstand der Verantwortung sind (S. 115-116)
- die erforderliche Bereitschaft zur Selektion unter den vorhandenen Embryonen (S. 116)
- die drohende Ausweitung des Indikationsspektrums für eine PID (S. 121)

G Ethik am Lebensende

Pflegende treffen selbst keine Behandlungsentscheidungen, wenn es um medizinethische Grenzsituationen am Lebensende geht. Da sie jedoch unmittelbar von den Folgen dieser Entscheidung betroffen sind, haben sie auch für die Pflegekräfte eine große Bedeutung (Rabe, 2009, S, 112). Die Begleitung von Sterbenden gehört zum beruflichen Alltag von Pflegenden dazu (Körtner, 2012, S. 161). In einer aktuell veröffentlichten Studie wird aufgezeigt, dass die meisten Menschen in Institutionen versterben. Der größte Anteil von ihnen mit über 50% verstirbt im Krankenhaus. Auch wenn die meisten Menschen den Tod im häuslichen Umfeld präferieren würde, ereignet sich nur jeder vierte Todesfall dort (Dasch, Blum, Gude & Bausewein, 2015, S. 496).

Durch die medizinischen Errungenschaften des 20.Jahrhunderts (z.B. Beatmungsgeräte und Herz-Lungen-Maschinen) können die Grenzen zwischen Leben und Tod immer mehr verwischen (Koch, 2010, S. 206). Für den professionellen Pflegealltag ist eine reflektierte Auseinandersetzung mit der Endlichkeit des Lebens und den daraus resultierenden ethischen Fragestellungen bedeutsam (Riedel, 2014). Insbesondere ist dies in den spezifischen Handlungsfeldern der Intensivpflege, dem Palliativ-Care und im Setting von Hospiz und Altenhilfe notwendig (Riedel, 2014). Dazu ist ein verantwortlicher Umgang mit Patientenverfügungen und den unterschiedlichen Formen der Willensbekundungen Teil des professionellen Pflegehandelns am Lebensende (Riedel, 2014).

Die *Charta zur Betreuung schwerstkranker und sterbender Menschen in Deutschland* stellt die Würde des Menschen in den Mittelpunkt indem sie feststellt: „Jeder Mensch hat ein Recht auf ein Sterben unter würdigen Bedingungen." (Deutsche Gesellschaft für Palliativmedizin; Deutscher Hospiz- und PalliativVerband & Bundesärztekammer, 2015, S. 9). Zudem fordert die Charta, dass sterbende Menschen darauf vertrauen können, dass ihre Vorstellungen, Werte und Wünsche in der letzten Lebensphase respektiert werden und alle Entscheidungen unter Achtung ihres Willens getroffen werden (2015, S. 8). Die Charta bezieht Stellung dazu, in Entscheidungssituationen am Lebensende, in denen der mutmaßliche Wille des Patienten unklar ist oder ein Wertekonflikt besteht, ethisch-rechtlich reflektierte dialogische Verfahren zu implementieren (2015, S. 11). In Bezug auf die Sterbehilfe-Debatte bezieht die Charta eindeutig Stellung, indem sie sich gegen die Tötung auf Verlangen oder die Beihilfe zum Suizid ausspricht und dem eine Perspektive der Fürsorge und des Miteinanders entgegenstellt (2015, S. 11). In der

Charta finden sich aktuelle ethische Bezugspunkte und sie wird zunehmend eine Orientierung für pflegebezogene Entscheidungen (Riedel, 2014).

Die Auswahl zu den beiden Oberthemen der Sterbehilfe und der Organtransplantation im Rahmen der Ethik am Lebensende erfolgen in Anlehnung an Rabe (2009, S. 250), die diese Themen in diesem Zusammenhang vorschlägt.

G1 Sterbehilfe und Sterbebegleitung

In einer repräsentativen Umfrage des Zentrums für Qualität in der Pflege (ZQP) gab ein Großteil der Befragten (n=1003) an, sich eher schlecht über Sterbehilfe informiert zu fühlen. Dennoch gab es eine deutliche Zustimmung zur Hilfe zur Selbsttötung und zur Straffreiheit bei der Tötung auf Verlangen (ZQP, 2014, S. 13).

Durch die gesellschaftliche Diskussion zur Sterbehilfe rücken ethische Problemsituationen zunehmend in den Fokus des öffentlichen Interesses. In diesem Rahmen ist auch die Verantwortung und die Rolle von Pflegekräften von Bedeutung (Koch, 2010, S. 210). Die Berufsgruppe der Pflegenden verbringt am Lebensende viel Zeit mit dem Patienten (Koch, 2010, S. 206). Eine Studie aus den Niederlanden, die die aktive Sterbehilfe unter Bedingungen straffrei ermöglicht, zeigt, dass Pflegekräfte nur oberflächliches Wissen hinsichtlich der Rechtslage zur Sterbehilfe besitzen, jedoch regelmäßig in Patiententötungen einbezogen werden (Koch, 2010, S. 210-211). Teilweise verabreichen sie sogar die todbringenden Medikamente, ohne jedoch entsprechend dafür rechtlich legitimiert zu sein. Welche Aufgaben und Verantwortungen Pflegende bei der Tötung auf Verlangen haben, ist nicht transparent (Koch, 2010, S. 211). In Deutschland verfügen Pflegekräfte über sehr unterschiedliche Kenntnisse hinsichtlich der Sterbebegleitung und der Entscheidungen am Lebensende. Im Rahmen der Ausbildung werden diese Themen zwar aufgegriffen, ihr Umfang variiert jedoch deutlich, woraus sich fatale Missverständnisse ergeben können (Koch, 2010, S. 214).

Es ist laut Koch (201, S. 215) zentral, dass Pflegekräfte angesichts ihres konfliktträchtigen Arbeitsfeldes Möglichkeiten bekommen, um sich ihrer eigenen Position zu versichern und des Weiteren relevante Kenntnisse über zentrale Begrifflichkeiten und eigene Handlungsspielräume erlangen. Kenntnisse im Bereich der Ethik sind an dieser Stelle von Nöten, um in Gremien und Komitees ein Mitsprachrecht zu bekommen und zudem berufspolitisch entscheidend, um zumindest ein Mitspracherecht an Gesetzgebungen zu erzielen (Koch, 2010, S. 215). Der Vermittlung ethischer Inhalte in der Gesundheits- und Krankenpflegeausbildung fällt dementsprechend eine wichtige Aufgabe zu.

Der DBfK (2012) bezieht zum Thema Sterbehilfe eindeutig Stellung, indem er in einem Positionspapier schreibt: „Sterbehilfe ist keine Tätigkeit, die mit den grundlegenden Aufgaben der Pflege, wie im ICN-Ethikkodex für Pflegende niedergelegt, zu vereinbaren ist."

Die Begriffe der Sterbebegleitung und der Sterbehilfe werden kurz dargestellt. Daran anknüpfend werden verschiedene Formen der Sterbehilfe aufgeführt und zur Tötung auf Verlangen und dem assistierten Suizid Argumente der Befürworter und Gegner aufgelistet.

Sterbebegleitung

„Als Sterbebegleitung werden alle Tätigkeiten und Maßnahmen bezeichnet, die einem Menschen in seiner letzten Lebensphase Unterstützung und Beistand leisten." (May, 2011, S. 446). Diese Maßnahmen orientieren sich am ganzen Menschen und sind eng mit der Hospizbewegung verbunden. Bei der palliativen und hospizlichen Sterbebegleitung rückt der Patient mit seinen Ängsten und Nöten in den Mittelpunkt (May, 2011, S. 446).

Sterbehilfe

Darunter werden in Deutschland sowohl der Verzicht auf medizinische Versorgung bzw. der Behandlungsabbruch verstanden, als auch die Tötung auf Verlangen (May, 2011, S. 446).

Therapiebegrenzung

Die Therapiebegrenzung wurde früher auch "passive Sterbehilfe" genannt. Darunter versteht man, dass sowohl Maßnahmen, die das Leben erhalten könnten bewusst unterlassen werden, als auch das laufenden Maßnahmen beendet werden (Jox, 2013). Eine medizinische Behandlung darf unterlassen oder aktiv beendet werden, wenn sie gegen den Willen des Patienten durchgeführt wird oder die Behandlung medizinisch nicht mehr angezeigt ist (Jox, 2013). Der Patientenwille kann aktuell geäußert werden, als Patientenverfügung für die aktuelle Situation vorliegen, mündlich geäußert worden sein, oder als mutmaßlicher Patientenwillen ermittelt werden (Jox, 2013). Die Therapiebegrenzung ist in Deutschland nicht strafbar (ZQP, 2014, S. 5).

Körtner (2012, S. 163) gibt zu bedenken, dass „aus dem Recht auf Leben keine Pflicht zum Leben abzuleiten ist" und daraus auch immer das Recht auf die Verweigerung einer Heilbehandlung folgen kann. Es gibt also auch ein Recht auf Sterben, das jedoch nicht mit dem Recht sich zu töten gleichzusetzen ist (Körtner, 2012, S. 163).

Palliative Sedierung

Eine Möglichkeit der palliativmedizinischen Therapie am Lebensende ist die palliative Sedierung (Jox, 2013). Sie stellt das letzte Mittel der Palliativbetreuung dar. Bei der palliativen Sedierung ist es mit Einverständnis des Patienten erlaubt, ihm Medikamente zu verabreichen, die sein Bewusstsein dämpfen und ihn in einen narkoseähnlichen Schlaf versetzen, um sein Leiden zu lindern (Borasio, 2014, S. 56). Strittig ist an dieser Stelle, ob die Sedierung nur bei körperlichen Symptomen (z.B. Atemnot und Schmerzen) eingesetzt werden darf oder auch bei Unruhezuständen, Angst oder auf Wunsch des Patienten, diese Situation nicht mehr bewusst erleben zu müssen (Jox, 2013). Dient die Dosierung der Medikamente alleinig der Behandlung der Symptome wird diese laut May (2011, S. 451) als ethisch gerechtfertigt angesehen, da der Patient nicht durch die Sedierung verstirbt, sondern während der Sedierung seinem Grundleiden erliegt.

Neben der palliativen Sedierung ist auch die Gabe von starken Schmerzmitteln Gegenstand ethischer Diskussionen, da immer wieder die Befürchtung geäußert wird, dass die letzte Lebensphase dadurch verkürzt werden könnte (Jox, 2013). Daran anknüpfend hat die deutsche Rechtsprechung bereits „vor vielen Jahren klargestellt, dass eine nicht beabsichtigte, aber als Nebenfolge nicht auszuschließende Verkürzung der Sterbephase in Kauf genommen werden kann, wenn eine hochdosierte Arzneimittelgabe zum Ziel der Leidenslinderung erforderlich ist (Jox, 2013). In diesem Zusammenhang wird auch von „indirekter Sterbehilfe“ gesprochen (Jox, 2013).

Tötung auf Verlangen

Früher wurde an dieser Stelle von „aktiver Sterbehilfe“ oder „Euthanasie“ gesprochen (Jox, 2013). Die Tötung auf Verlangen ist in Deutschland laut §216 StGB rechtlich verboten. Sie beschreibt eine gezielte, direkte Tötung eines Menschen, der dies ausdrücklich und ernsthaft verlangt. Dies kann durch eine Injektion, Infusion oder sonstiges Gift vollzogen werden und intendiert die Lebensbeendigung des Patienten (May, 2011, S. 447). In den Niederlanden schließt ein Gesetz seit 2002 die Strafverfolgung bei der Tötung auf Verlangen und der Suizidbeihilfe unter bestimmten Bedingungen aus. Belgien legalisierte 2002 die Tötung auf Verlangen und als weiterer Staat legalisierte Luxemburg die Tötung auf Verlangen im Jahr 2008 (Borasio, 2014, S. 65-66).

In den folgenden Tabellen werden die Pro- und Contra-Argumente zur Tötung auf Verlangen aufgelistet. Die genannten Autoren sind nicht zwingend Vertreter der genannten Argumente, sie nennen sie jedoch in ihren Veröffentlichungen.

Tabelle 15 Pro-Argumente: Tötung auf Verlangen.

Pro-Argumente Tötung auf Verlangen
• Stärkung des Selbstbestimmungsrechts des Patienten (May, 2011, S. 450).
• Patient erlebt sein Sterben als "würdig" und kann es mit dem Respekt vor sich selbst erleben (Düwell, 2008, S. 184)
• aus Barmherzigkeit: Menschen soll in auswegloser medizinischer Situation langes Leiden erspart bleiben (Düwell, 2008, S. 184)
• das Recht, selbstbestimmt zu leben, impliziert auch das Recht über sein Sterben zu verfügen (Rothaar, 2015, S. 102)
• Wahlmöglichkeiten eines unheilbar kranken Patienten werden durch die Option der Tötung auf Verlangen erweitert: kann für den Betroffenen erleichternd sein (Birnbacher, 2004)
• Möglichkeit der Tötung auf Verlangen könnte inhumane und gefährliche Selbsttötungen verhindern, bei denen z.T. auch Dritte gefährdet würden (Ewert, 2013, S. 57)

Tabelle 16 Contra-Argumente Tötung auf Verlangen.

Contra-Argumente Tötung auf Verlangen
• Selbstbestimmung des Patienten wird von der Umwelt und dem Lebenskontext beeinflusst (Borasio, 2014, S. 63; Spaemann, 2015, S. 174 & 177)
• klares Überwiegen der Tötung auf Verlangen im Vergleich zur Suizidhilfe (vorausgesetzt beide Handlungen sind erlaubt) deutet an, dass Patienten eine Tötung durch den Arzt vorziehen. Lebensverkürzende Maßnahmen sind in Belgien und den Niederlanden wesentlich höher, als in Ländern die lediglich den assistierten Suizid erlauben. Dies lässt darauf schließen, dass die psychologische Hemmschwelle sinkt, wenn eine Tötung durch den Arzt vorgenommen wird (Borasio, 2014, S. 104).
• hohe Belastung und Verantwortung für betroffene Ärzte, die die Sterbehilfe durchführen (Düwell, 2008, S. 183; Koch, 2010, S. 209-210)
• Argumente der schiefen Ebene: durch die Möglichkeit der Tötung werden zunächst kranke Menschen getötet, später Behinderte und irgendwann

Contra-Argumente Tötung auf Verlangen
wird das Lebensrecht eines jeden Einzelnen in Frage gestellt (Düwell, 2008, S. 191-192)
• ökonomischer Aspekt: der Betroffene muss sich vor sich selbst rechtfertigen, warum er noch lebt, wo er doch nichts mehr für die Gesellschaft leisten kann (Spaemann, 2015, S. 176)
• Arzt erhält durch die Möglichkeit eine Tötung auf Verlangen durchzuführen, ein hohes Maß an Macht, die für den Patienten zur Gefahr werden kann: sein Leben könnte ohne seinen ausdrücklichen Willen beendet werden (Birnbacher, 2004).
• Gesellschaftliche Normen wie der Lebensschutz dürfen nicht strukturell bedroht werden, da sonst die Entsolidarisierung mit Schwerstkranken droht (ZQP, 2014, S. 2).

Assistierter Suizid

Bei einem assistierten Suizid bringen Ärzte oder andere Personen einem Patienten ein todbringendes Mittel oder unterstützen ihn anderweitig bei der Vorbereitung oder Durchführung der eigenverantwortlichen Selbsttötung (May, 2011, S. 448). Die Mitwirkung des Arztes bei der Selbsttötung ist durch die Bundesärztekammer nicht als ärztliche Aufgabe zu sehen (May, 2011, S. 450). Die Hilfe zur Selbsttötung ist, ebenso wie die Selbsttötung an sich, in Deutschland straffrei (DBfK, 2012). Die Argumente für und gegen diese Form der Sterbehilfe überschneiden sich in Teilen mit denen der Tötung auf Verlangen. An dieser Stelle werden diese nicht wiederholt, sondern es werden die expliziten Argumente hinsichtlich der Suizidpraxis aufgeführt.

Tabelle 17 Pro-Argumente assistierter Suizid.

Pro-Argumente assistierter Suizid
• Wünsche nach Suizidhilfe kommen in der ärztlichen Praxis häufig vor (Borasio, 2014, S. 110)
• laut einer Umfrage würde ein großer Teil der Patienten nicht das Vertrauen in den Hausarzt verlieren, wenn dieser andere Menschen beim Suizid unterstützen würde (Borasio, 2014, S. 110-111)
• durch Legelaisierung ist nur eine geringe Zunahme der Suizidrate zu beobachten (Borasio, 2014, S. 113)
• im Gegensatz zur Tötung auf Verlangen kommt dem Arzt beim assistierten Suizid eine weniger dominante Rolle zu und der Patient ist eher vor Missbrauch geschützt (Birnbacher, 2004)

Tabelle 18 Contra-Argumente assistierter Suizid.

Contra-Argumente assistierter Suizid
• sozialer Druck auf alte und kranke Menschen, die Möglichkeit des Suizids im Interesse der Gesellschaft wahrzunehmen (Borasio, 2014, S. 111)
• assistierter Suizid und die Argumente dafür standen auch am Anfang der Euthanisiemaßnahmen in den Niederlanden und tragen „den Keim der logisch zwingenden Ausweitung in sich." (Spaemann, 2015, S. 182)

G2 Hirntod und Organtransplantation

Im Folgenden werden zwei ethische Dimensionen der Debatte um die Organtransplantation dargestellt: die Frage, ob ein Hirntoter wirklich tot ist und als zweiter Komplex die Organtransplantation als praktisch-moralisches Thema (Rabe, 2009, S. 260) mit den Fragen wie die Verteilungspraxis bei Organspenden aussieht und wie mit Organspendern verfahren werden sollte.

Hirntod

In Deutschland ist eine straffreie Organentnahme nach dem Eintritt des Hirntods möglich, der als Ausfall von Großhirn, Kleinhirn und Hirnstamm definiert ist (Müller, 2010, S. 12). Die Kriterien zur Feststellung eines irreversiblen Hirnfunktionsausfalls werden von der Bundesärztekammer in einer Richtlinie festgelegt. Die Feststellung erfolgt in drei Stufen, auf denen die Sicherheit der Todesfeststellung beruht (BÄK, 2015):

1. Zweifelsfreier Nachweis einer akuten schweren primären oder sekundären Hirnschädigung, die irreversibel ist.
2. Nachweis aller in der Richtlinie geforderten klinischen Ausfallsymptome.
3. Bestätigung der Irreversibilität der geforderten klinischen Ausfallsymptome.

Bis zum Jahr 1952, in der die Herzlungenmaschine erfunden wurde, betrachtete man den irreversiblen Herzstillstand als Kriterium des Todes, da der Ausfall der Herzfunktion unweigerlich auch das Absterben des Gehirns zur Folge hatte (Müller, 2010, S. 6). Durch den Einsatz der Herzlungenmaschine können diese Zeitpunkte nun zeitlich auseinanderfallen (Müller, 2010, S. 6). 1968 hat das Komitee der Harvard-Medical-School vorgeschlagen, das irreversible Koma als neues Todeskriterium zu definieren, dass dem heutigen

Hirntod-Konzept entspricht (Müller, 2010, S. 6; Neumann & Simon, 2013, S. 80). Dies geschah auch auf Drängen der Transplantationschirurgie, um das Beschaffen von Transplantationsorganen zu erleichtern (Müller, 2010, S. 7). Die moderne Medizin hat mit dem Hirntod einen neuartigen Zustand des Menschen an der Grenze zwischen Leben und Tod erzeugt, den es früher noch nicht gab (Rehbock, 2011, S. 17).

Der Hirntod als Voraussetzung für die Organentnahme ist ethisch nicht unumstritten und führte von Anfang an zu Diskussionen (Großklauß-Seidel, 2002, S. 201). Von einer großen Mehrzahl von Ärzten, Pflegekräften und der Gesellschaft wird der Hirntod als Tod des Menschen akzeptiert. Der Ausfall des gesamten Gehirns mit den integrativen Funktionen für den Organismus wird als definitiv und irreversibel angesehen (Akademie für Ethik in der Medizin (AEM), 2017). Es gibt jedoch auch eine Gegenposition, die den Hirntod nur als Beleg für den Beginn des irreversiblen Sterbeprozesses sieht (AEM, 2017), da bestimmte Organfunktionen noch funktionieren. Sie sind der Meinung, nicht nur das Gehirn erbringe die Integrationsleistung des Denkens, Fühlens und Lebens, es sei viel mehr der gesamte Organismus (Neumann & Simon, 2013, S. 84). Ihrer Meinung nach tritt der Tod erst nach dem Erlöschen aller Organfunktionen ein (AEM, 2017). Rehbock (2011, S. 23) favorisiert in diesem Zusammenhang, in Anlehnung an Ralf Stoecker, diesen Zustand nicht als Tod, sondern als einen neuartigen Zwischenzustand zwischen Leben und Tod zu beschreiben.

Pflegende auf Intensivstationen werden oftmals mit dem Hirntod-Kriterium konfrontiert. Vielen stellt sich in diesem Zusammenhang die Frage, ob man eine Leiche, einen noch lebenden oder einen sterbenden Menschen vor sich hat (Conrad & Feuerhack, 2002, S. 5). Die Zeit zwischen der Diagnosestellung und der Beendigung der Therapie bzw. der Organentnahme stellt für viele Pflegende eine große Belastung dar (Conrad & Feuerhack, 2002, S. 5). Durch die Feststellung des Hirntods haben sich die Patienten im Gegensatz zu vorher nicht verändert: sie sind beatmet, scheiden aus und haben eine warme und rosige Haut. Das macht es schwer den Hirntod zu akzeptieren (Conrad & Feuerhack, 2002, S. 3 & 5). Rehbock (2011, S. 18) stellt in diesem Zusammenhang klar: mit toten Menschen müssen andere Dinge geschehen als mit Lebenden. Bei Hirntoten stellt sich somit die Frage, ob es sich bei dem Menschen noch um eine Person handelt, deren moralische Ansprüche und Rechte verletzt werden können. Es gilt jedoch als Frage der Pietät und auch der Tatsache, die der Gesellschaft und den Angehörigen geschuldet ist, einen Menschen zu jeder Zeit (auch als Leichnam) würdevoll zu behandeln (Rehbock, 2011, S. 18). Eine ausführliche Diskussion zum Personbegriff wird an dieser Stelle nicht erfolgen, findet sich aber bei Rehbock (2011, S. 18-23).

Organtransplantation

In Deutschland müssen folgende Voraussetzungen für eine Organentnahme laut Bundeszentrale für gesundheitliche Aufklärung (BZgA, k. D., S.17) erfüllt sein:

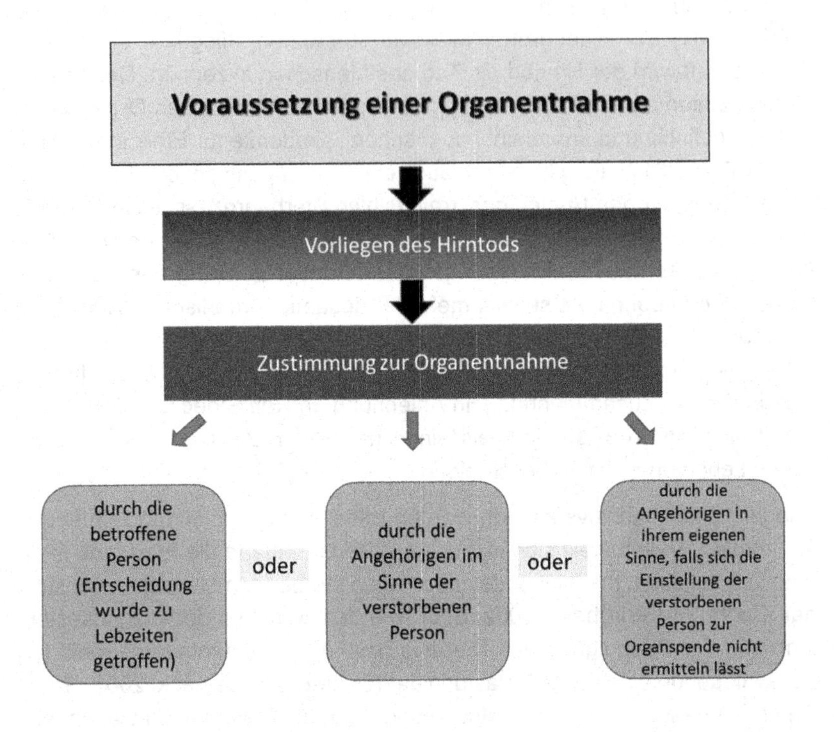

Abbildung 3 Bedingungen für die Organentnahme (BzgA, k. D. S. 17).

Die rechtlichen Grundlagen zur Organentnahme sind im Transplantationsgesetz verankert, werden an dieser Stelle aber nicht weiter aufgegriffen.

Hierzulande gibt es ein Ungleichgewicht zwischen den Menschen, die ein Organ benötigen und dem Angebot an Spenderorganen. Müller (2010, S. 16) sieht hierin ein strukturelles Problem. Die Zahl der Menschen, die ein Organ benötigen steigt kontinuierlich an (z.B. aufgrund des zunehmenden Durchschnittsalters und dadurch, dass systemische Erkrankungen seltener als Ausschlusskriterium angesehen werden), die Zahl der Spender sinkt alleine dadurch schon, da die Verkehrssicherheit und die Therapie von schweren Hirntraumata immer weiter verbessert wird. Schneider (2013) gibt zu bedenken, dass Menschen zu einer Entscheidung für oder gegen die Organspende gedrängt werden und sich, falls sie sich dagegen entscheiden würden, vor der Gesellschaft dafür rechtfertigen müssten, warum sie einem Todkranken nicht helfen würden, wo sie doch auch selbst in diese Lage kommen könnten. Er spricht in diesem Zusammenhang vom „sozialen Altruismus". Eine wesentliche Herausforderung für die Zukunft ist mit der Frage verbunden, ob Menschen einen Anspruch auf Teile des Körpers eines Anderen haben (Düwell, 2008, S. 203). Entscheidend in einer Ethik, die die Autonomie und den Schutz der Individualrechte fokussiert, ist es, ob die Entscheidungen des Einzelnen geschützt und gewahrt bleiben (Düwell, 2008, S. 203).

Derzeit warten in Deutschland ca. 10.000 Betroffene auf ein Spenderorgan und stehen auf einer Warteliste zur Organtransplantation. Die Vermittlung der vorhandenen Organe erfolgt nach einer Richtlinie der Bundesärztekammer. Dringlichkeit und Erfolgsaussicht stehen hierbei im Vordergrund (Deutsche Stiftung Organtransplantation (DSO), k. D.). Durch den Fortschritt der Transplantationsmedizin ist derzeit damit zu rechnen, dass der Bedarf an Spenderorganen weiter steigen wird. Dadurch ergibt sich ein Verteilungs- und oft auch Gerechtigkeitsproblem (Iorio, 2015, S. 288).

Die Vermittlung der Organe läuft über Eurotransplant. Hier werden die Daten des Spenderorgans mit denen der Patienten auf der Warteliste verglichen. Der Vermittlungsprozess geschieht über Computeralgorithmen. Welche Kriterien in den Algorithmus aufgenommen werden und in welchem Verhältnis sie zueinanderstehen, hat einen direkten Einfluss auf die Vermittlungsergebnisse (Iorio, 2015, S. 289). Diese Kriterien werden durch Transplantationsmediziner der Mitgliedsländer von Eurotransplant festgelegt. Ein wichtiges Kriterium ist die Erfolgsaussicht der Transplantation. Hier spielt die Übereinstimmung der Blut- und Gewebemerkmale zwischen Spender und Empfänger ebenso eine Rolle, wie die Weite des Transportweges (Iorio, 2015, S. 290). Neben der Erfolgsaussicht spielt auch die Dringlichkeit eine entscheidende Rolle. Hier geht es darum, wie wahrscheinlich es ist, dass der Patient in naher Zukunft ohne Spenderorgan verstirbt. Ein weiteres Kriterium ist die Chancengleichheit. An dieser Stelle werden beispielsweise Punktezuschläge verteilt, wenn der Patient seltene Gewerbemerkmale hat und ansonsten kaum Chancen auf eine Transplantation bestehen würde (Iorio,

2015, S. 290). Zudem erhöht sich der Punktewert bei Kindern und bei Menschen die bereits seit längerer Zeit auf ein Organ warten. Diese Allokationspraxis ist laut Iorio (2015, S. 290-291) bedenklich. Die Kriterien werden zum einen ausschließlich von Ärzten festgelegt, wobei es sich bei den Kriterien um moralisch-normative Kriterien handelt. Außerdem bestehen seiner Meinung nach Zielkonflikte zwischen den Kriterien (z.B. der Dringlichkeit und der Erfolgsaussicht). Welche Kriterien in welchem Ausmaß wichtiger als andere sind, erlaubt laut ihm mehr als nur eine Antwort (2015, S. 291). Iorio bringt in diesem Zusammenhang die Idee ein, die Organe durch Losverfahren zu verteilen und somit die Chancengleichheit als Kriterium konsequent umzusetzen (Iorio, 2015, S. 298). Dadurch hätten ihm zufolge nach Ärzte auch keinen Anreiz mehr, die Wartelisten durch falsche Patientendaten zu manipulieren.

Die Achtung vor der Würde des Organspenders ist eine zentrale ethische Forderung. Laut Müller (2010, S. 16) sollte an dem Hirntod-Kriterium aus ethischen, juristischen und ökonomischen Gründen festgehalten werden. Sie stellt jedoch heraus, dass bei diesen Patienten besonders hohe Maßstäbe zu deren Schutz und Sicherheit angelegt werden müssen. Durch ihre Organe profitieren andere Menschen gesundheitlich oder ökonomisch. Müller fordert in diesem Zusammenhang zum Schutz der Spender eine valide Hirntod-Diagnostik auf dem neuesten Stand der Wissenschaft mit funktioneller Bildgebung und die gesetzlich vorgeschriebene Vollnarkose für die Entnahme der Organe (2010, S. 16).

Weiske & Sauer (2014, S. 752) stellen folgende ethisch relevante Frage: „Wann sind welche rein spenderzentrierten Maßnahmen (also solche, die nicht mehr dem Patientenwohl dienen, sondern auf eine mögliche erfolgreiche Organspende ausgerichtet sind) moralisch zulässig?“ Viele Pflegekräfte fragen sich demnach, ob Patienten mit infauster Prognose anders behandelt werden dürfen, je nachdem, ob diese als Organspender in Frage kommen oder eben nicht. Auch für die Bürger, die sich mit dem Thema auseinandersetzen, stellt sich die Frage, welchen medizinischen Maßnahmen man im Vorfeld einer Organentnahme mit dem Ausfüllen eines Organspendeausweises zustimmt (Weiske & Sauer, 2014, S. 752). Problematische Maßnahmen in diesem Zusammenhang sind z.B. die Reanimation eines Spenders bei eingetretenem Herzstillstand oder das Einstellen der Schmerztherapie zugunsten einer potenziellen Organentnahme (Weiske & Sauer, 2014, S. 752-753). Neben der Empfehlung Leitlinien für die Problematik zu entwickeln, stellen die Autoren die Forderung ethische Abwägungen im Kontext einer möglichen Organspende offen zu benennen und frühzeitig zu kommunizieren (Weiske & Sauer, 2014, S. 754-755).

Nicht nur der Organspender, auch der Organempfänger ist Gegenstand der ethischen Diskussion. Von ihm wird erwartet, seine Lebensgewohnheiten anzupassen, um die Erfolgsaussicht der Transplantation zu erhöhen. Dem Empfänger kommt in Zeiten der Organknappheit eine große ethische Verantwortung zu (Körtner, 2012, S. 189).

Der DBfK fordert in seiner Stellungnahme zur Organtransplantation, die Förderung einer genuinen Ausbildung im Bereich der Transplantationspflege. Diese soll Pflegenden die Möglichkeit bieten, zur Verbesserung der Versorgung von Spendern und Empfängern beizutragen und sich zudem mit den besonderen Bedingungen der Transplantation auseinanderzusetzen (DBfK, 2014).

Weiterführende Literatur:

Körtner, U. H. J. (2012). *Grundkurs Pflegeethik* (2. Auflage). Wien: Facultas. Insbesondere S. 186-201.

Müller, S. (2010). Revival der Hirntod-Debatte: Funktionelle Bildgebung für die Hirntod-Diagnostik. *Ethik Med, 22* (5), 5-17. https://doi.org/10.1007/s00481-009-0044-5

Rehbock, T. (2011). Personsein in Grenzsituationen. *Ethik Med, 23* (1), S. 15-24. https://doi.org/10.1007/s00481-010-0110-z

H Kohlbergs Stufenmodell der moralischen Entwicklung

Kohlbergs Arbeiten betonen die kognitive Dimension, indem Stufen der kognitiven Reflexionsfähigkeit formuliert werden und daran anknüpfend der Grad der moralischen Reflexionsfähigkeit definiert wird (Schewior-Popp, 2014, S. 42). „Die Stufenentwicklung kann nach Kohlberg von jedem Menschen unabhängig von sozialen und kulturellen Einflüssen durchlaufen werden" (Lay, 2012, S. 333). Körtner ruft jedoch die Notwendigkeit der Unterscheidung zwischen Ethik und Moral in Erinnerung und folgert somit, dass die Stufen der ethischen Kompetenz nicht mit den Stufen der moralischen Entwicklung verwechselt werden sollten (Körtner, 2012, S. 107). Moralisches Bewusstsein entwickelt sich laut Kohlberg in sechs aufeinander aufbauenden Stufen, die in drei Ebenen zusammengefasst werden können:

Tabelle 19 Kohlbergs Stufenmodell der moralischen Entwicklung (aus Lay, 2012, S. 333).

Merkmal / Ebene moralische Entwicklung	Ausschlaggebendes Kriterium für die moralische Entscheidung	Handlungsmotive	Bewertung
Nachkonventionelle (postkonventionelle) Ebene	Autonomie	• Auf Grundlage von übergeordneten Prinzipien moralisch entscheiden • Allgemeingültige moralische Prinzipien entwickeln	Autonome Moral
Konventionelle Ebene	Konformität	• Vorgegebene Regeln befolgen • Erwartungen von Autoritäten erfüllen • Sich an konventionelle Ordnungen anpassen	Anpassungsmoral
Vorkonventionelle (präkonventionelle) Ebene	Lustgewinn	• Bedürfnisse befriedigen • Gehorsam aus Furcht vor Strafe	Instrumentelle Moral

Das Erreichen der Stufen ist laut Kohlberg auch durch das Alter geprägt (Lay, 2012, S. 333): Die Stufe des postkonventionellen Niveaus wird nur von wenigen Menschen (einige Erwachsene über 20 Jahre) jemals erreicht. Die meisten Jugendlichen und Erwachsenen erreichen das konventionelle Niveau. Kinder unter neun Jahren finden sich in der Stufe des präkonventionellen Niveaus.

Die Kritikpunkte zu dem Stufenmodell werden im Folgenden stichpunktartig aufgeführt:

- starre Phasierung (Schewior-Popp, 2014, S. 43)
- alleinige Betonung der kognitiven Dimension (Schewior-Popp, 2014, S. 43)
- Menschen bleiben nicht auf einer Stufe stehen bzw. schreiten immer fort: menschliches und moralisches Handeln variieren (Schewior-Popp, 2014, S. 43)
- es fehlt der Nachweis, dass moralische Entwicklung die angegebenen Stufen durchläuft und irreversibel ist (Körtner, 2012, S. 108)

- zentrales Prinzip der Gerechtigkeit ist für ethische Theorie unzureichend (Körtner, 2012, S. 108)
- für eine Ethik des Helfens und der Pflege erweist sich Modell als unzureichend (Körtner, 2012, S. 108)

I Stufenmodell der pflegeethischen Kompetenz

Pflegeethische Reflexion als genuines Element professionellen Pflegehandelns fordert spezifische Kompetenzen, die in Bildungsprozessen angebahnt und im Bildungsverlauf verdichtet werden müssen (Riedel et al., 2016, S. 1). Ein Beispiel für die Verdichtung dieser Bildungsprozesse im weiteren Bildungsverlauf bietet das Modell von Körtner (2012). Laut dem Autor besteht die besondere ethische Kompetenz darin „gemeinsam mit anderen zu einer begründeten Entscheidung in ethischen Konfliktsituationen zu gelangen und Menschen bei schwierigen moralischen Entscheidungen beraten zu können" (Körtner, 2012, S. 109). Für seinen bereichsethischen Ansatz ist ihm die Entwicklung vom unbeteiligten Beobachter hin zum engagierten Handelnden wichtig (2012, S. 110). Er hat in Anlehnung an das Modell von Patricia Benner (2000) folgendes Stufenmodell der pflegeethischen Kompetenz entwickelt, das hier als Tabelle dargestellt wird:

Tabelle 20 Stufenmodell der pflegeethischen Kompetenz (Inhalt: Körtner, 2012, S. 110-111; Darstellung durch die Autorin).

Stufe	Beschreibung	Ziele der Bildungsarbeit	Einsatzgebiet
Stufe 1 (Neuling)	➢ lernen, was ein ethisches Problem ist ➢ lernen, was in einer Situation die **ethischen** Aspekte des Problems sind.	• Vermittlung ethischer Grundbegriffe, Prinzipien und Regeln • Einführung in die Grundlagen und Aufgaben der Pflegeethik	(Grund-) Ausbildung
Stufe 2 (Fortgeschrittener Anfänger)	➢ verfügen über theoretisches Elementarwissen ➢ haben bereits eigene Erfahrungen gesammelt	• Einübung ethischer Kompetenz anhand von Fallbeispielen	Ausbildung (2. oder 3. Ausbildungsjahr)

Stufe	Beschreibung	Ziele der Bildungsarbeit	Einsatzgebiet
	➢ erkennen wiederkehrende und bedeutungsvolle situative Bestandteile und ethische Aspekte in verschiedenen Situationen ➢ können das ethische Problem beschreiben		
Stufe 3 (Ethikkompetente Pflegende)	➢ schulen des ethischen Wissens und der situativen Urteilsfähigkeit durch Teilnahme an regelmäßigen Rounds (durchspielen von Fallgeschichten) ➢ ethische Probleme werden rückwirkend analysiert, Einzelaspekte ethisch gewichtet und Handlungsalternativen ethisch begründet ➢ ethische Aspekte und Konflikte werden vorausschauend in die Planung ihres Handelns einbezogen	• Besuch von regelmäßigen Rounds • Teilnahme an Fortbildungsveranstaltungen zur Pflegeethik	Examinierte Pflegende mit mehrjähriger Berufserfahrung (Fortbildung)
Stufe 4 (Ethisch erfahrene Pflegende)	➢ lassen sich von ethischen Maximen leiten, deren Gebrauch ein tiefergehendes Verständnis der Gesamtsituation benötigt ➢ verfügen über ausreichend Erfahrung mit Ethikgesprächen	• Regelmäßige Rounds in denen Fallbeispiele aus eigener Praxis reflektiert werden • Teilnahme an Fortbildungsveranstaltungen zur Pflegeethik	Fortbildung

Stufe	Beschreibung	Ziele der Bildungsarbeit	Einsatzgebiet
	➢ beherrschen Verfahrensregeln für einen ethischen Diskussionsprozess ➢ können im Sinne der Einzelfallgerechtigkeit mit ethischen Grenzfällen kompetent umgehen ➢ haben Erfahrungen mit ethischen Dilemmata und den Grenzen glatter ethischer Lösungen		
Stufe 5 (Pflegeethik-Experte)	➢ verfügen neben praktischer Erfahrung über vertieftes theoretisches Wissen ➢ erfassen ethische Probleme intuitiv und können Einzelsituationen ethisch in einem größeren Kontext interpretieren ➢ sind ausgewiesenermaßen für Mitarbeit in Ethikkommission und Ethikkomitee qualifiziert	• Weiterbildung auf Gebiet der Pflegeethik durch außeruniversitäre Lehrgänge (Abschluss mit Zertifikat) • Weiterbildung in Form von Hochschullehrgang • Weiterbildung in Form von Schwerpunktbildung im Rahmen eines Pflegewissenschaftsstudiums	Fort- und Weiterbildung

Wie beschrieben, zeigen sich affektive Kompetenzen oftmals erst zu einem späteren Zeitpunkt im verantwortlichen pflegeberuflichen Handeln. Dieses Modell ist nicht spezifisch für die Ausbildung konzipiert, weist aber auf die Wichtigkeit der stetigen Fort-, und Weiterbildung im ethischen Bereich hin, um seine ethische Kompetenz zu fördern und zu festigen. Für die Ausbildung ist es jedoch nicht umfassend genug, da Auszubildende bei Körtner lediglich den Bereich des fortgeschrittenen Anfängers erreichen. Demzufolge verfügen die Auszubildenden über Elementarwissen, mit dem sie ethische Aspekte erkennen und beschreiben können (Körtner, 2012, S. 110). Ethisches Handeln spielt aber in seinem Modell innerhalb der Ausbildung eine untergeordnete Rolle. Es ist wichtig Ethik auch im Anschluss an die Ausbildung weiter zu fokussieren. Dazu sind regelmäßige Fort- und Weiterbildungen notwendig. Für einige Bereiche ist es hilfreich, vertieftes Wissen zu besitzen und spezielle Kompetenzen vorweisen zu können (z.B. im Bereich des Konsildienstes oder im klinischen Ethikkomitee). Der Fokus in der Ausbildung sollte aber dennoch auf die Verantwortung für die eigene Arbeit gelegt werden.

J Das Lernfeldkonzept- eine Übersicht

Zu Beginn wird auf die Konstruktion und Gestaltung von Lernfeldern und Lernsituationen im Sinne des Lernfeldkonzeptes eingegangen. Eine Übersicht über das Verhältnis von Handlungsfeldern, Lernfeldern und Lernsituationen zueinander kann bei Bader (2004, S. 28) eingesehen werden.

Im Folgenden wird der Fokus auf das Verhältnis von Lernfeldern zu Lernsituationen gelegt.

Die KMK (2007, S. 17) definiert **Lernfelder** folgendermaßen: „Lernfelder sind durch Ziel, Inhalte und Zeitrichtwerte beschriebene thematische Einheiten, die an beruflichen Aufgabenstellungen und Handlungsfeldern orientiert sind und den Arbeits- und Geschäftsprozess reflektieren." Unter Lernfeldern werden didaktisch aufbereitete Handlungsfelder verstanden (Kremer, 2003, S. 2). Lernfelder müssen didaktisch reflektiert und gestaltet werden (Bader, 2004, S. 13).

Lernfelder sind laut Muster-Wäbs et al. (2005, S. 69) oftmals abstrakt und allgemein formuliert. Eine offene Formulierung bietet den Autoren zufolge den Vorteil aktuelle und subjektive Besonderheiten und Veränderungen des Berufsfeldes zu jeder Zeit aufgreifen zu können und in den Lehrplan zu integrieren. Allerdings ist ein erheblicher Zeitaufwand damit verbunden, aus allgemein formulierten Lernfeldern konkrete Lernsituationen zu gestalten und zu entwickeln (Muster-Wäbs et al., 2005, S. 69-70).

Aus den Vorgaben der KMK ist bei der Konstruktion von Lernfeldern folgendes zu beachten (Bader, 2004, S. 24-25; KMK, 2007, S. 18-20):

- Lernfelder werden in Bezug auf das Handeln und nicht allein in Bezug auf die Inhalte benannt

- die Beschreibung der Lernfelder erfolgt durch eine Zielformulierung im Sinne von Kompetenzen und Qualifikationen und durch die Beschreibung der Inhalte. Es ist das Präsens zu verwenden. Auf Formulierungen, die das Ergebnis des Lernprozesses mit „soll" beschreiben, ist zu verzichten
- Lernfelder erhalten Zeitrichtwerte mit großer Spannweite, die zwischen 40 und 80 Unterrichtsstunden liegen und durch 20 teilbar sein sollen
- Lernfelder müssen in der Schule und im Unterricht noch durch Lernsituationen konkretisiert werden

Lernsituationen sind laut Müller & Bader (2004, S. 91) curriculare Strukturelemente der Lernfeldkonzeption und stellen kleinere thematische Einheiten im Rahmen von Lernfeldern dar. Die Entwicklung von Lernfeldern hin zu Lernsituationen ist eine Aufgabe der Schule bzw. der Lehrer (KMK, 2007, S. 18; Kremer, 2003, S. 4). Die Rahmenbedingungen der jeweiligen Schule werden hierbei berücksichtigt (Muster-Wäbs et al., 2005, S. 77). Lernsituationen entstehen in einem Findungsprozess, der durch Erfahrung und Kreativität geprägt ist und von Reflexion nach begründeten Kriterien begleitet wird (Bader, 2004, S. 12). Hierbei werden kasuistisches Wissen (Fallstrukturen) und systematisches Wissen (Fachwissen) aufeinander bezogen (Kremer, 2003, S. 4). Lernfelder haben die Aufgabe, in ihrer Gesamtheit die Ziele des Lernfeldes abzudecken (KMK, 2007, S. 18). Lernsituationen orientieren sich am Erwerb umfassender Handlungskompetenz und versuchen möglichst alle Kompetenzdimensionen zu berücksichtigen (Müller & Bader, 2004, S. 91; Muster-Wäbs et al., 2005, S. 77).

Berufliche Handlungskompetenz

Im Folgenden werden die Dimensionen der beruflichen Handlungskompetenz definiert und durch die Beschreibung der KMK ergänzt.

Fachkompetenz:

Fähigkeit und Bereitschaft Aufgaben fachlich korrekt, methodengeleitet, zielgerichtet und selbständig zu bearbeiten und das entstandene Ergebnis zu beurteilen. Sie korrespondiert mit dem Ziel zur Befähigung der Ausübung einer beruflichen Tätigkeit, die das Planen, Durchführen und Kontrollieren einschließt (Bader, 2004, S. 21; KMK, 2007, S. 11).

Human(Personal)kompetenz:

Fähigkeit und Bereitschaft, als Individuum Entwicklungschancen, Anforderungen und Einschränkungen im öffentlichen Leben, im Beruf und in der Familie zu klären und zu beurteilen. Dabei sollen eigene Begabungen entfaltet und Lebenspläne erfasst und fortgesetzt werden. Kritikfähigkeit, Selbständigkeit, Zuverlässigkeit, Verantwortungs- und Pflichtbewusstsein sind Eigenschaften, die an dieser Stelle zu nennen sind. Die Entwicklung von Wertvorstellungen und die selbstbestimmte Bindung an Werte sind in dieser Kompetenz wiederzufinden (Bader, 2004, S. 21; KMK, 2007, S. 11).

Sozialkompetenz:

Fähigkeit und Bereitschaft soziale Beziehungen, Zuwendungen und Spannungen zu erfassen und zu verstehen sowie die verantwortungsbewusste Auseinandersetzung und Verständigung darüber. Zentrale Aspekte dieser Kompetenz sind insbesondere die Entwicklung von Solidarität und sozialer Verantwortung (Bader, 2004, S. 21; KMK, 2007, S. 11).

Integraler Bestandteil dieser aufgeführten Kompetenzen sind laut Bader (2004, S. 21) und der KMK (2007, S. 11) die Methodenkompetenz, die kommunikative Kompetenz und die Lernkompetenz

Die Methodenkompetenz wird von einigen Autoren als eigenständige Kompetenz aufgeführt (z.B. Muster-Wäbs et. al, 2005, S. 61; Schewior-Popp, 2014, S. 11) und aufgrund dessen an dieser Stelle ergänzend aufgeführt.

Bader (2004, S. 22) definiert die Methodenkompetenz als die Fähigkeit und Bereitschaft, bei der Bearbeitung beruflicher Aufgaben und Probleme planvoll und zielgerichtet vorzugehen. Gelernte Arbeitsverfahren, Denkmethoden und Lösungsstrategien werden dabei zur Bewältigung der Aufgaben und Probleme selbstständig ausgewählt, angewandt und weiterentwickelt. Methodisches Arbeiten erfordert Kreativität und Eigeninitiative.

Aus dem Verständnis von beruflicher Handlungskompetenz erfolgen auch für die Konstruktion von Lernfeldern einige Maßgaben (Bader, 2004, S. 23-24):

- Lernfelder orientieren sich am Kompetenzbegriff
- Lernfelder müssen über die Fachkompetenz hinausgehen und dazu anleiten auch Human- und Sozialkompetenz zu entwickeln
- Es darf keine isolierten Lernfelder für die einzelnen Dimensionen der Handlungskompetenz geben

K Falldefinition und Einteilungskriterien nach Steiner

Eine weitverbreitete Definition (zu finden u.a. bei Muster-Wäbs, et al, 2011, S. 15 & Hundenborn, 2007, S. 36), was unter einem Fall zu verstehen ist liefert Steiner in seiner Dissertation:

> Ein **Fall** ist eine Abfolge konkreter Begebenheiten (Ereignisse, Vorkommnisse, Geschehnisse) von und mit handelnden Individuen (Menschen oder Figuren) in einem spezifischen situativ-geschichtlichen Kontext. Wesentlich für einen Fall ist seine prozesshafte, zeitliche Dimension: Der Fall besteht aus einer Sequenz von Ereignissen, mentalen Zuständen und Geschehnissen mit Individuen als Akteuren. Die Sachverhalte des Falles können einen realen Bezug zur Wirklichkeit haben oder imaginär sein. (Steiner, 2004, S. 14).

Eine solche Handlungssequenz wird aber erst dann zum Fall, wenn mindestens ein erkennendes Subjekt darüber nachdenkt, spricht, schreibt und sich dieser Sequenz bewusst wird (Steiner, 2004, S. 14).

Als übergeordneten Begriff, der die vielfältige Arbeit mit Fällen umfassen soll, schlägt Steiner den Begriff der fallbezogenen Methoden vor (2004, S. 172). Diese definiert er folgendermaßen:

> **Fallbezogene (oder fallorientierte bzw. kasuistische) Methoden** (Vorgehensweisen, Verfahren) bezeichnen hier als Oberbegriff diejenigen Verfahrensweisen, bei denen die Bearbeitung eines (Einzel-) Falles zu Lern-, Ausbildungs- Untersuchungs- und Forschungszwecken eingesetzt wird. Bei kasuistischen Verfahren bestimmt der konkrete Fall und dessen Bearbeitung durch die Lernenden oder Forschenden die „Choreographie", den Verlauf einer spezifischen Ausbildungssequenz, eines Untersuchungs- oder Forschungsprojektes. (Steiner, 2004, S. 10).

Er bietet eine Typologie von fallbezogenen Methoden an, die heuristisch dargestellt ist (2004, S. 173 & 176-178) und von Hundenborn (2007, S. 40) modifiziert wurde:

Hierbei handelt es sich um Grundformen, die als idealtypische Kategorien zu verstehen sind. Eine genaue Zuordnung beschriebener fallbezogener Verfahren ist jedoch oft nicht möglich, da es sich um Mischformen handelt (Hundenborn, 2007, S. 40).

Tabelle 21 Typologie fallbezogener Methoden (Hundenborn, 2007, S. 40 mit Bezug auf Steiner, 2004).

Zielsetzung / **Beziehung der Lernenden zum Fall**	**Förderung von Entscheidungs- und Problemlösungskompetenz**	**Förderung der hermeneutischen Kompetenz**
Kein unmittelbarer Erfahrungsbezug der Lernenden zum Fall	Fallmethode	Falldialog
Unmittelbare Beteiligung der Lernenden am Fallgeschehen	Einzelfallprojekt	Fallarbeit

L Hermeneutik

„In der Hermeneutik geht es um die ›Vermittlung‹ zwischen Geist, Sinn und Bedeutung einerseits und materiell-sinnlichen Ausdrücken oder Zeichen andererseits" (Geldsetzer, 2003).

Der hermeneutische Ansatz entstammt den Geisteswissenschaften. Während die Naturwissenschaften im Erklären die Grundlage der Wissenschaft sehen, steht für die Hermeneutik das **Verstehen** im Fokus der Wissenschaft (Poser, 2001, S. 209). Das Verstehen wird laut Poser folgendermaßen im Rahmen dieses Ansatzes definiert:

„Wir nennen den Vorgang, in welchem wir aus Zeichen, die von außen sinnlich gegeben sind, ein Inneres erkennen: *Verstehen*" (Dilthey, 1900 in Poser, 2001, S. 212).

Die Sprache allein besteht aus willkürlichen Zeichen. Welche Bedeutung einem solchen Zeichen zuzuordnen ist, lässt sich nur aus dem Gesamtkontext im Vergleich zu anderen Situationen sehen (Poser, 2011, S. 212-213). Jedes Verstehen beginnt mit Teilen: Buchstaben formieren sich zu Wörtern und ganzen Sätzen und werden durch weitere Teile ergänzt, bis das Ganze gegenwärtig ist, z.B. das gelesene Buch. Von diesem Ganzen ausgehend, ordnet sich jedoch jeder Teil neu und ggf. auch anders ein (Poser, 2001, S. 213). Anders gesagt: Die Teile sind durch das Ganze und das Ganze ist durch die Teile zu erschließen (Poser, 2001, S. 209). Die Grundfigur des Verstehens stellt der hermeneutische Zirkel dar. Dieser findet sich bei Poser (2001, S.

213) und stellt das Verhältnis von Teil und Ganzem und dem Verstehen des Teils und des Ganzen dar.

Auch wenn beim Verstehen von Zeichen in erster Linie an die Deutung von Sprachzeichen gedacht wird, bezieht sich die Hermeneutik dennoch auch auf das Verstehen von *Anzeichen*, wie z.B. den psychischen Vorgang des anderen oder auch auf die Deutung von *Handlungen*, die als äußeres Anzeichen eines inneren Antriebs verstanden werden (Poser, 2001, S. 214, Hervorhebungen im Original). „Immer geht es darum, etwas Äußerliches als Zeichen aufzufassen und auf etwas dahinterstehendes Geistiges zu schließen" (Poser, 2001, S. 214).

Alle hermeneutischen Verfahren teilen die Gemeinsamkeit, dass sie sich als sinnverstehende Verfahren verstehen. Es gilt den Sinn von Texten, Daten oder Situationen zu erschließen und die jeweilige Bedeutung des Materials zu verstehen (Peter, 2006, S. 1). Durch das Offenlegen dieser Sinnstrukturen soll ein tiefergehendes Situationsverständnis entwickelt werden (Hundenborn, 2007, S. 96). Eine Methode, die in den Bereich der Hermeneutiken fällt, ist die Objektive Hermeneutik von Oevermann (Peter, 2006, S. 1), die im Folgenden kurz skizziert wird.

M Objektive Hermeneutik

Die Methodologie der objektiven Hermeneutik nach Ulrich Oevermann stellt eine Technik und Methode der Sozial- und Kulturforschung bereit (Oevermann, 2002, S. 1). Sie eignet sich insbesondere dazu, in wenig erforschten Gebieten, Phänomenen und Entwicklungen die charakteristischen und typischen Strukturen dieser Erscheinungen zu entschlüsseln und versteckte operierende Gesetzmäßigkeiten hinter den Erscheinungen zu dekodieren (Oevermann, 2002, S. 1). „Zentraler Gegenstand der Methodologie der objektiven Hermeneutik sind die latenten Sinnstrukturen und objektiven Bedeutungsstrukturen von Ausdrucksgestalten" (Oevermann, 2002, S. 1). Unter dem, was sie präsentieren und symbolisieren, werden Ausdrucksgestalten laut Oevermann (2002, S. 3) als Texte behandelt. Da Texte nur gelesen werden können, fasst er den Textbegriff jedoch weiter und zählt nicht nur schriftsprachliche Texte der Literaturwissenschaft dazu, sondern alle Ausdrucksgestalten menschlicher Praxis (z.B. auch Erinnerungen, Landschaften und Dinge der materiellen Alltagsstruktur). Texte werden unter dem Gesichtspunkt der ausdrucksmaterialen, überdauernden Objektivierung als Protokolle behandelt. Diese können beispielsweise durch technische Aufzeichnungen gewonnen werden, es kann sich aber auch um künstlerische oder sonstige bewusste Gestaltung handeln, die sowohl sprachlich als auch durch ein anderes Medium vorliegen (Oevermann, 2002, S. 3). Diese Protokolle lassen sich laut Oevermann sinnlich wahrnehmen (2002, S. 3). Peter (2006, S. 1) benennt es als Ziel einer hermeneutischen Konstruktion, einen „Fall" zu verstehen. Hierbei kann es sich ihr zufolge sowohl um ein Individuum, als auch um eine Familie oder ein anderes soziales Gebilde handeln.

Die Methode der objektiven Hermeneutik ist nicht eine Methode des Sich-Einfühlens oder der Übernahme subjektiver Perspektiven des Untersuchungsgegenstandes (Oevermann, 2002, S. 6). Es geht ihr nicht darum, den subjektiven Sinn den Personen einer Handlung beigemessen haben könnten, offenzulegen, da eine solche Feststellung immer mit der Gefahr verbunden wäre, etwas falsch zu verstehen (Raven, 2016, S. 103). Vielmehr handelt es sich laut Oevermann (2002, S. 6) um eine strikt analytische, in sich objektive Methode, um objektive Sinn- und Bedeutungszusammenhänge lückenlos zu erschließen und zu rekonstruieren. Die objektive Hermeneutik geht davon aus, dass jegliche soziale Handlungen auf bedeutungsgenerierenden Regeln beruhen (Raven, 2016, S. 103).

Die objektive Hermeneutik ordnet Oevermann dem rekonstruktionslogischen Ansatz zu. Durch eine lückenlose Sequenzanalyse, die in der „Sprache des Falls" verbleibt, hat die Wirklichkeit laut Oevermann (2002, S. 21) eine maximale Chance, die Theorie zu Fall zu bringen. „Die Daten sind nicht dazu da, die Theorie, sondern die Wirklichkeit selbst authentisch zum Ausdruck zu bringen" (Oevermann, 2002, S. 21, Hervorhebung im Original).

Raven stellt den Bezug zwischen der objektiven Hermeneutik zur Pflegeforschung und Pflegepraxis dar. Zu Beginn verflog ihm zufolge die Euphorie an dem Oevermannschen Theoriegebilde schnell wieder, als klar wurde, dass mit dem Begriff des Fallverstehens bei Oevermann eine anspruchsvolle und zeitaufwendige Forschungsmethode verbunden war, die für die Umsetzung in der Pflegepraxis gänzlich ungeeignet ist (Raven, 2016, S. 104). Dennoch gibt es Bezugspunkte zum Handlungsfeld Pflege, von denen zwei exemplarisch kurz skizziert werden sollen.

Ein Beispiel ist der Einsatz dieser Methode in der evidenzorientierten Theoriebildung der Pflegeforschung. Hier stellt Raven (2016, S. 104) den Unterschied zur subsumptionslogischen Forschung heraus, die auf empirische Generalisierungen aus ist und empfiehlt die objektive Hermeneutik als Alternative dazu, denn: „was als Standard für viele evident gewesen sein mag, ist für die Krisenhaftigkeit des Einzelfalls nicht unbedingt eine angemessene Evidenz" (Raven, 2016, S. 120).

Einen weiteren Bezugspunkt der Methode sieht er in der didaktischen Verwendung in der Aus- und Weiterbildung. An dieser Stelle sind fallrekonstruktive Übungen laut Raven (2016, S. 121) besonders geeignet, um eine Fallsensibilisierung bei den Pflegenden zu erreichen. Die detaillierte Analyse von Protokollen ist ihm zufolge sinnvoll, um auf typische Fallstricke und Fallen aufmerksam zu machen, die sonst schnell übersehen werden und eignet sich insbesondere dazu, eine Sensitivität für den Patienten und die pflegerische Handlungspraxis bei den Teilnehmern zu erzeugen (2016, S. 121).

Krise

Auch das Verhältnis von Krise und Routine beleuchtet Oevermann und dient z.B. bei Darmmann-Finck als theoretischer Rahmen, den sie in der Interaktionistischen Pflegedidaktik aufgreift (2010a, S. 16). Die Aufgabe der Lehrenden in der strukturtheoretischen Bildungstheorie können so beschrieben werden, dass die Lehrenden die „Krisen" und Hindernisse der Lernenden bei der eigenständigen Wissenserzeugung ermitteln und passende Impulse für die jeweiligen Krisen der Lernenden finden (Darmann-Finck, 2010a, S. 16).

Krisenhafte Entscheidungen bemerken wir in der Praxis laut Oevermann (2002, S. 9) nur in seltenen Fällen, da wir diese Entscheidungen in der Regel durch unsere Routinen bereits getroffen haben. Oevermann sieht Routinen aber als Lösungen auf ehemals krisenhafte Gegebenheiten, die sich bewährt haben und somit erst zur Routine geworden sind (2002, S. 9). Eine Krise wird uns demzufolge nur dann bewusst, wenn es zu einem praktischen Grenzfall kommt: Routinen und Überzeugungen scheitern überraschend oder es muss von Beginn an etwas Neues gesucht werden. Dies ist ihm zufolge eine Krisensituation, in der uns die Entscheidungssituation und die -ungewissheit als solche bewusst ist (Oevermann, 2002, S. 9). In seinem Ansatz ist die Krise bei der Sequenzanalyse der Normalfall und die Routine wird als Grenzfall gesehen. Die Routine ist nach Meinung des Autors als „die Schließung einer offenen Krisensituation" zu sehen und umgekehrt die Krise dazu führt eine geschlossene Routinisierung zu öffnen (2002, S. 9-10).

In der objektiven Hermeneutik wird die Autonomie der Lebenspraxis „als widersprüchliche Einheit von Entscheidungszwang und Begründungsverpflichtung gefaßt [sic!]" (Oevermann, 2002, S. 11). Hiermit meint Oevermann, dass man sich in manifesten Krisensituationen zu einer Lösung der Krise entscheiden muss, obwohl noch keine Argumente oder geprüfte Begründungen für die Situation zur Verfügung stehen (2002, S. 11). Dennoch muss mit dem Anspruch auf grundsätzliche Begründbarkeit entschieden werden, was zu tun ist. Im Vollzug dieser krisenhaften Entscheidungen in eine Zukunft, die nicht vorhersehbar ist, konstituiert sich ihm zufolge die Autonomie der Lebenspraxis (Oevermann, 2002, S. 11). Darauf nimmt auch Darmann-Finck (2010a, S. 33) Bezug, wenn sie in ihrer Perspektive des pflegerischen Handelns im emanzipatorischen Erkenntnisinteresse auf die potenzielle Krisenhaftigkeit der Lebenspraxis Bezug nimmt und konstatiert, dass diese in beruflichen Situationen weiter zugespitzt wird. Professionell Pflegende sollen demzufolge sowohl ihre Entscheidungen begründen und dafür nachprüfbares Wissen hinzuziehen, als auch die Autonomie des Klienten als Ausgangspunkt für ihr Handeln nehmen und diese weitestgehend berücksichtigen und wiederherstellen (2010a, S. 33-34). Daraus leitet Oevermann nicht aufhebbare Zustände ab, wie z.B. die Antinomie zwischen Regelwissen und Fallverstehen (Oevermann, 1996 zit. nach Darmann-Finck, 2010a, S. 34).

N Kasuistik

Die Kasuistik stellt einen Teil der Ethik dar, der Umgang mit Fällen weist jedoch schon über die Konturen der Ethik hinaus auf die Vermittlung ethischer Inhalte (Rabe, 2009, S. 146).

Rabe (2009, S. 146) verweist hinsichtlich der Kasuistik auf Jonsen und Toulmin. Diese führen in ihrem Buch auf, dass sich anhand konkreter Fälle eher Einigkeit in moralischen Problemsituationen erzielen lässt, als auf der Ebene moralischer Theorien und Prinzipien. Diese erachten die Autoren eher als hinderlich. Rabe konkretisiert es folgendermaßen: „Kasuistik geht vom Einzelfall und nicht von ethischen Theorien aus“ (Rabe, 2009, S. 146). Die Vorstellungen von Einzelfällen bietet sich für den Unterricht an, da ein moralisches Problem anschaulich und sinnvoll präsentiert werden kann (Düwell, 2008, S. 47). Moralisches Wissen ist in der kasuistischen Methode immer fallbezogen. Somit werden für die primäre Beurteilung von Handlungen nicht abstrakte Prinzipien, sondern konkrete Beispiele oder Regeln von moralisch gutem oder schlechten Verhalten herangezogen (Hick, 2007, S. 302). Eindeutige Paradigmen, gewonnen aus der moralischen Praxis einer Gesellschaft oder Kultur, dienen als moralische „Grenzsteine“ für die Beurteilung von weniger eindeutigen Situationen (Hick, 2007, S. 302). Im Gegensatz zu einer deduktiv vorgehenden prinzipienorientierten Ethik werden Handlungen beim kasuistischen Verfahren durch den Vergleich mit Beispielen oder einfachen Regeln beurteilt (Hick, 2007, S. 303).

Wesentlich für die Kasuistik ist der Rückgriff auf einen *paradigmatischen Fall* und die Bildung von *Analogien* (Düwell, 2008, S. 47; Hervorhebungen im Original). Es stellt sich z.B. die Frage, wie in vergleichbaren Fällen geurteilt wird und welche relevanten Urteile im vorliegenden Fall herrschen (Düwell, 2008, S. 47). Unter paradigmatischen Situationen sind überschaubare Geschichten oder Situationen, die beispielhaft und mustergültig für die praktische Anwendung von moralischen Prinzipien auf konkrete Lebenssituationen, zu verstehen (Rehbock, 2005, S. 216). Sie beschreiben nicht nur, sondern sind an sich von vornherein normativ (Rehbock, 2005, S. 216). In konflikthaften und problematischen Fällen erfolgt die moralische Orientierung, indem wir mittels Analogien feststellen, inwieweit dieser Fall dem paradigmatischen Fall ähnelt bzw. sich von ihm unterscheidet (Rehbock, 2005, S. 204).

Die Kasuistik geht über die Lösung ethischer Probleme hinaus und dient zudem der Schulung der Urteilskraft (Rabe, 2009, S. 146). Wenn sie systematisch erfolgt, gehört die Arbeit mit Fallgeschichten in der Pflegeethik zur ethischen Kasuistik (Rabe, 2009, S. 148). Dazu ist laut Rabe eine Systematik, z.B. in Form eines Modells nötig, um Diskussionen didaktisch und praktisch fruchtbar zu machen (2009, S. 148).

Die kasuistische Methode weist jedoch auch Grenzen auf. Laut Hick (2007, S. 303) müssen zusätzliche Kriterien gefunden werden, um zwischen einander sich ausschließenden Paradigmen eine begründete Wahl zu treffen. Eine fallbasierte Ethik braucht dem Autor zufolge immer einen moralischen Orientierungsrahmen. „Das Ausgehen von einer existierenden moralischen Praxis kann dabei problematisch sein, da auf diese Weise eine Distanz zu herrschenden (aber möglicherweise falschen) moralischen Vorstellungen nur schwer gewonnen werden kann“ (Hick, 2007, S. 304). Eine Gefahr der ethischen Kasuistik besteht in einem Mangel an Kritik der herrschenden Moral (Rehbock, 2005, S. 207). Allgemein akzeptierte Normen können nur kritisiert werden, wenn ein Rekurs auf übergeordnete Moralprinzipien, wie dem Prinzip der Autonomie, stattfindet (Rehbock, 2005, S. 207). Der Verzicht auf solche Prinzipien, die in der Kasuistik als praxisfern und zu abstrakt erlebt werden, stellt laut Rehbock eine falsche Konsequenz dar (2005, S. 207).

Für Rehbock stellen sowohl Fälle als auch Prinzipien gleichermaßen die notwendigen Pole einer Ethik dar, die eine kritische Reflexion der Moral verfolgt und dabei notwendigerweise theoretisch distanziert und situationsbezogen erfolgen muss (2005, S. 209).

Printed in the United States
By Bookmasters